Christian Rouas

L'Emprise du Mondialisme

Hérésie médicale & Éradication de masse

OmniaVeritas

CHRISTIAN ROUAS

L'EMPRISE DU MONDIALISME
HÉRÉSIE MÉDICALE & ÉRADICATION DE MASSE

Publié par Omnia Veritas Ltd

ØMNIA VERITAS

www.omnia-veritas.com

© Omnia Veritas Ltd –
Christian Rouas – 2015

Le vaccin anti SIDA et anti cancer sont dans l'impasse 152

CHAPITRE 14 ....**155**

EST-IL POSSIBLE DE FAUSSER LE SYSTÈME DE RECONNAISSANCE DE L'IMMUNITÉ 155
Pourquoi la réponse du système immunitaire est-elle impossible dans le cas de virus mutant 156
Pourquoi autant de malades dans les pays développés 156
Comment réagit l'immunité confrontée au VIH 157
Que se passe-t-il lors d'une réponse immunitaire normale 158

CHAPITRE 15 ....**159**

PERSPECTIVE DE NOUVELLE PANDÉMIE POUR LE CONTRÔLE DE LA POPULATION
MONDIALE 159
L'apparition d'épidémies virales sur fond de peur intense du bioterrorisme 161
Manipuler l'opinion par l'anxiété et limiter les libertés publiques . 161
Des souches virales combinées à des virus de la leucémie à propagation ultra rapide 162
L'élaboration de virus mortels reconnue, mais non divulguée 162
La cible, le système immunitaire 163
Pour la période à venir, H1N1 – H5N1 – Ébola… 163
La propagande du H5N1 une incitation à la vaccination massive avec un vaccin inopérant 164
Pourquoi le Sénat US vote-t-il précipitamment de budgétiser un vaccin qui n'existe pas ? 165
Les règles de déontologie médicale sont bafouées 166
Les maladies iatrogéniques liées à la vaccination ne sont pas objectivées 167
Les dispositions prises en 2009 – 2010 augurent de ce qui attend les populations 167
Regard sur le monde – Les États-nation ont été influencés par les orientations de l'OMS – l'instrument de la véritable gouvernance mondiale 168

CHAPITRE 16 ....**171**

LE TRAVESTISSEMENT DES TRAITEMENTS CONTRE LA GRIPPE DITE AVIAIRE 171
Pour contrer le virus manipulé H5N1 de la grippe aviaire, peut-on croire au vaccin, à l'antiviral ? 171
Pourquoi accumuler un vaccin pré pandémique en phase expérimentale ? 172

AVANT-PROPOS

Pour mieux aborder cet ouvrage, voici quatre citations et une vidéo très à propos :

« *Tous les êtres humains trébuchent un jour sur la vérité, la plupart se relèvent rapidement, secouent leurs vêtements et retournent à leurs préoccupations, comme si de rien n'était* ».
Winston CHURCHILL, premier ministre de Grande Bretagne. Il déclara aussi ultérieurement :

« *Mieux vaut prendre le changement par la main avant qu'il ne nous prenne par la gorge* ».

« *Seuls les plus petits secrets ont besoin d'être protégés, car les plus gros sont gardés par l'incrédulité publique* ».
Marshall MACLUHAN (1911 – 1980) auteur et chercheur Canadien.

« *L'individu est handicapé en se retrouvant face à face avec une conspiration si monstrueuse, qu'il ne peut croire qu'elle existe* ».
J. Edgar HOOVER, directeur du FBI de 1924 jusqu'à sa mort en 1972.

« *L'esprit le plus fertile au monde ne peut pas imaginer tout ce qui se tisse à l'arrière-plan de la vie publique* ».
Les **citoyens du contrat universel**, auteurs de ce livre.

Pour se convaincre des activités séditieuses d'un puissant cartel agissant dans le secret, voir cette vidéo de feu le président **John F. Kennedy – 1961**.[1]

---

[1] **Kennedy dénonçait le complot et les Sociétés secrètes - Qui sont les membres des Sociétés secrètes ?** https://www.youtube.com/watch?v=ljnVfSGHYhA

INTRODUCTION

Depuis plus d'un siècle toutes les générations, du nouveau-né au vieillard, sont soumises à l'acte vaccinal, à une multitude de médications et thérapies foncièrement néfastes pour la santé, l'intellect, le psychisme. À force de propagande, le grand public est devenu malléable au point de suivre sans rechigner toutes les directives médicales en vigueur. Une minorité en mesure les conséquences dévastatrices. Plus rares ceux qui ont su faire la relation entre toutes la série de prescriptions médicales insensées et l'un des objectifs du cartel de la véritable gouvernance mondiale.

Après sept années d'investigation il apparait clairement que depuis le 19ᵉ siècle ce cartel a mis en œuvre un programme pour conditionner les esprits, affaiblir les masses humaines, finalement réduire la densité de la population mondiale. Pour y parvenir sans heurt, sans opposition, dans l'aphasie collective, ils ont inventé une guerre invisible en ciblant le système immunitaire et le cerveau[2] des populations.[3]

> « *Jusqu'à l'âge de cinq ans ma mère intuitivement, sans connaissance particulière du sujet, ne voulait pas me faire vacciner. Mais influencée par la détermination de la directrice d'école, elle finit par accepter plusieurs rappels de vaccination en une seule prise. Aussitôt après l'injection, je me souviens d'un malaise étrange qui a envahi mon corps, faisant bouillonner mon sang et ma tête. Dès ce moment-là, ma mémoire exceptionnelle diminua pour partie*», l'auteur de ce livre.

---

[2] **Les vaccins endommagent le cerveau**
http://www.webagoo.eu/bibliotheques/39925/messages/Cerveau_Vaccins_Blaylock.pdf
[3] **Glutamate, aspartame : ces poisons qui nous nourissent**
https://www.youtube.com/watch?v=_fC1UaVRt6Q

Puisque le grand public est tenu dans l'ignorance, qu'il est endoctriné, influencé par la peur de la maladie infectieuse, du cancer…[4] il accepte docilement tout au long de sa vie l'utilisation réitérée de la vaccination et de toutes sortes de médicaments. Dès lors que les gens ignorent l'existence d'autres catégories de soins et thérapies bénéfiques, réparatrices, ils se soumettent d'autant mieux à la prise de substances très nocives, à l'observance de nombreux traitements destructeurs.[5]

Pour le lecteur, aborder ce sujet crucial de santé publique, demandera de produire quelquefois un effort pour bien intégrer l'argumentaire scientifique qui lui est associé. Il n'y avait pas d'autre façon pour démontrer et affirmer ces dires. In fine pour vous mettre pleinement en garde afin de préserver votre organisme des poisons finement distillés par ces méthodes légales faussement salvatrices, mensongèrement représentatives d'une société soi-disant hautement civilisée.

---

[4] **Le mensonge vaccinal par Sylvie Simon**
https://www.youtube.com/watch?v=K_IQWvkfr88
[5] **Notre poison quotidien**
http://philip.dru-administrateur.nwo.over-blog.com/article-notre-poison-quotidien-109854574.html

CHAPITRE 1

LES DEUX ÉCOLES OPPOSÉES, LE MONDE N'A RETENU QUE LA PIRE

ABRÉGÉ DE L'ÉCOLE LOUIS PASTEUR - 1822-1895

PASTEUR était docteur es-sciences et élu à l'académie des sciences en section minéralogie, professeur de géologie, de physique et chimie appliquée. Il fut par la suite élu à l'académie de médecine en 1873. Pour lui, la cellule serait aseptique, il n'y aurait aucun germe dans l'intimité des organismes vivants complexes à l'état normal. Les granulations[6] sont niées, elles ne seraient que des artefacts.[7] Un microbe serait immuable, ne pourrait changer, sauf par mutation accidentelle, pour devenir de façon générale plus résistant et/ou plus agressif. Toute maladie serait la conséquence directe d'un agent infectieux extérieur, quel qu'il soit, cela se résume à une agression pure et simple du système immunitaire.

---

[6] **Granulation cytoplasmique**
http://www.vulgaris-medical.com/encyclopedie-medicale/granulation-cytoplasmique
[7] **Artefact**
http://www.techno-science.net/?onglet=glossaire&definition=1646

Puisque les tissus sont fixés par le formol… il n'y a pas d'activité biologique, c'est la théorie du MICROBISME - plus d'un siècle d'erreur.[8]

De fait, l'activité de biologie est aussi une antinomie puisque les tissus analysés sont préalablement fixés par un bain de formol et d'acide, déshydratés (65 à 90 %, réhydratés et remplacés par de l'alcool), dégraissés (trichloréthylène), paraffinés, plastifiés, ou congelés, découpés, colorés, chauffés…

La vie serait immobile, immuable à l'instar des tissus fixés, c'est la théorie du MICROBISME, idée reçue, paradigme encore en vigueur aujourd'hui. Par contre à l'opposé de PASTEUR, BECHAMP fut un remarquable chercheur, mais un piètre écrivain. Ses ouvrages par trop techniques n'ont pas été médiatisés, contrairement à PASTEUR qui excellait dans la communication de ses théories fantaisistes qui ont prévalu jusqu'à ce jour. C'est bien évidemment par méconnaissance des découvertes de BECHAMP.

Néanmoins, peu de temps avant sa mort, PASTEUR confiait à son ami le Dr RENON : « *BERNARD*[9] *avait raison ; le microbe n'est rien, c'est le terrain qui est tout* » et l'on découvre l'existence d'Antoine BECHAMP.[10]

---

[8] **Plus d'un Siècle d'Erreurs, Témoignage édifiant !**
http://www.amessi.org/Plus-d-un-Siecle-d-Erreurs-temoignage-edifiant#.TvDJCtTo4Q8
[9] **Claude Bernard**
http://fr.wikipedia.org/wiki/Claude_Bernard
[10] **Antoine Béchamp**
http://fr.wikipedia.org/wiki/Antoine_B%C3%A9champ

Abrégé de l'école Antoine BECHAMP, 1816-1908

BECHAMP était agrégé en pharmacie, licencié et docteur ès sciences physiques, professeur de physique et de toxicologie de l'école supérieure de pharmacie à Strasbourg. Il était professeur de chimie médicale et de pharmacie à la Faculté de médecine de Montpellier, Doyen de la Faculté libre de médecine et de pharmacie de Lille, professeur de chimie organique et de chimie biologique à Lille.

Pour lui : L'unité de base de toute vie est la granulation microscopique (visible à l'époque par un microscope au grossissement de 750 fois) dénommée « *Microzyma* », elle est dénommée aujourd'hui nanobe ou nano bactérie (voir au chapitre 5 le sous-titre : De la nano mole à la nano bactérie), notamment en biologie moléculaire. Dans cette vidéo,[11] grossissement 1000 fois, ce sont les points blancs qui s'agitent. *À noter que Les microzymas sont très friands de vitamine C.*

Vue anticipative de Bechamp

Caractéristique du microzyma : Il possède son métabolisme propre, capacité à se reproduire, à fermenter, à construire des 1) tissus fibreux, membraneux... 2) des germes (mycètes du bacille de Koch), 3) d'élaborer des cellules pour favoriser divers échanges au sein des organismes vivants (métabolisme – nutrition – respiration – désassimilation), tout en permettant la cohésion de l'ensemble par la mise en œuvre de force de nature électromagnétique. Il voyait juste, aujourd'hui l'on parle de

---

[11] **Les microzymas du sang**
https://www.youtube.com/watch?v=HCtieMhtCqI&feature=mfu_in_order&list=UL

variation de potentiel de concentration électrolytique de part et d'autre de la membrane cellulaire.

Les microzymas évoluent en fonction de la nature du milieu dans lequel ils se situent, au contact de divers éléments (oxygène – nutrition – constantes de la qualité de l'eau – pH – Rh2 – résistivité...).

MICROBE – CELLULE – TISSU – ONT LA CAPACITÉ DE REVENIR À UN ÉTAT ANTÉRIEUR, CELUI DE MICROZYMA

Les maladies correspondent systématiquement à des processus dits de compensation, ou de réparation de la vie. Elles sont considérées comme graves parce que le milieu est en état de déficience hydrique – vitaminique – minérale... « *Rien n'est la proie de la mort, tout est la proie de la vie* » disait-il. Un microbe – une cellule – un tissu ont la capacité de revenir à un état antérieur, ou état dit de microzyma afin – selon les carences – le milieu – pouvoir bâtir d'autres germes – tissus – cellules... **D'où une notion de polymorphisme bactérien passant invariablement par le microzyma.**

Au premier plan biologique, ce sont les microzymas qui génèrent la vie. Ces travaux réduisent à néant la théorie de la génération spontanée. Avant l'activité cellulaire, ce sont les microzymas qui selon un plan précis génèrent la vie, ce qui s'oppose à toute conception d'évolutionnisme. Enfin, la citation du professeur BÉCHAMP : « *Le Microbisme est une doctrine fataliste, monstrueuse, qui suppose qu'à l'origine des choses, Dieu aurait créé les germes des microbes destinés à nous rendre malades* ». Aujourd'hui,

même la biologie moléculaire est pour partie remise en cause.[12]

L'HYGIÈNE DANS L'ANTIQUITÉ

Depuis les temps les plus reculés, les esprits éclairés ont fait le lien entre l'insalubrité et la survenue de certaines maladies. Plusieurs civilisations ont intégré des règles d'hygiène personnelle et publique. À commencer par l'Égypte, les ablutions y étaient quotidiennes, l'on se lavait avant et après chaque repas, les habitations les plus modestes comportaient des installations pour la toilette, on y trouvait couramment une salle de bain avec des baignoires pour les plus riches, les plus pauvres se baignaient directement dans le Nil en utilisant du savon et d'autres produits corporels. L'hygiène et la diététique préoccupaient sérieusement les médecins de la vieille Égypte. Sobriété et propreté étaient intégrées aux lois, la médecine égyptienne influença la science grecque. 5000 ans av. J.-C.

La civilisation de la vallée de l'Indus, contemporaine de l'Égypte et de la Mésopotamie, faisait aussi preuve de la même attention, ce peuple se préoccupait de son hygiène. La planification urbaine incluait le premier système au monde de traitement des eaux usées. Chaque maison était dotée de toilettes privées, et les égouts étaient fermés, à l'intérieur il y avait un puits et souvent une salle de bain avec un bac à douche. Des fouilles confirment aussi l'usage de décharges publiques, on y mettait les rebus du travail des peaux, du cuivre, du talc, des coquillages... Les Hébreux étaient également très attachés aux règles de propretés corporelles et sanitaires. Enfin dans la Rome antique l'on construisait des réseaux d'eau potable et des latrines publiques

---

[12] **Le dogme central de la biologie moléculaire est secoué**
http://www.agoravox.fr/actualites/technologies/article/le-dogme-central-de-la-biologie-97751

lavées de façon permanente avec le trop-plein des sources thermales et des aqueducs.

Les égouts passaient sous les sièges des toilettes en marbre, ou en bois, les matières fécales étaient évacuées dans de grands canaux collecteurs jusqu'au Tibre. Les villas disposaient de connexions directes aux égouts, les maisons plus modestes avaient de grands baquets à vidanger posés sous l'escalier, l'équivalent des fosses septiques encore utilisées de nos jours. L'exemple de ces quatre civilisations confirme que l'homme a pensé depuis très longtemps à la résolution de problèmes liés à l'hygiène.

40 ANS AVANT PASTEUR, IGNACE SEMMELWEIS CONFIRME LE POLYMORPHISME MICROBIEN DE BECHAMP

SEMMELWEIS est un médecin-obstétricien austro-hongrois (1818 – 1865) ayant consacré sa vie à l'importance cruciale de l'hygiène appliquée aux actes opératoires. En 1847, les conditions de la mort de son ami Jakob KOLLETSCHKA, professeur d'anatomie lui ouvrirent les yeux. Ce dernier décéda d'une infection après s'être blessé au doigt avec un bistouri au cours de la dissection d'un cadavre. Son autopsie révéla une pathologie identique à celle des femmes prêtes à accoucher mortes de la fièvre puerpérale.[13] SEMMELWEIS fit le rapprochement entre la contamination par les cadavres et cette fièvre. Puis il étudia de façon détaillée les statistiques de mortalité dans les deux cliniques obstétriques. Il en conclut que lui-même et les étudiants

---

[13] Le streptococcus pyogène est une bactérie de forme sphérique à l'origine de la fièvre puerpérale, le polymorphisme microbien confirme les travaux ultérieurs de BECHAMP. Voir plus bas – e) les sphérules évolutives en bâtonnets ou bactéries. Ceci infirme donc le premier dogme pasteurien sur la panspermie atmosphérique, la théorie qui admet l'existence constante et la diffusion universelle de germes partout présents et toujours prêts à se développer. Infirme aussi le troisième dogme sur le monomorphisme microbien, les germes connus pour n'avoir qu'une seule forme.

apportaient d'une clinique à l'autre sur leurs mains une substance cadavérique inconnue à l'origine de la contamination de ses patientes. Il prescrivit alors, en mai 1847, l'emploi d'une solution d'hypochlorite de calcium pour procéder au lavage des mains, le taux de mortalité chuta de 12% à 2%.

LES QUATRE DOGMES PASTEURIENS

PASTEUR disait que les microbes existent dans l'air ambiant. Il enseigne qu'ils viennent tous de l'air et sont responsables comme élément causal premier des maladies. **C'est le premier dogme de la panspermie atmosphérique.**

BECHAMP démontre que les microzymas existent dans le sang, les urines, le lait, le foie, dans tous les organes. Il comprend leur rôle dans la putréfaction des cadavres (post mortem). Il en trouve aussi à l'état fossilisé[14] dans la craie naturelle. Tandis que PASTEUR se basant sur ses études de fermentation affirme que les ferments se forment spontanément. Il poursuit et se convainc que tout être vivant est intérieurement aseptique, étant protégé des microorganismes par sa peau, c'est **son deuxième dogme, celui de l'asepsie des êtres vivants.**

Alors que BECHAMP comprend le rôle de la fermentation qu'il assimile à une digestion soumise aux microzymas producteurs de *zymases* – enzymes – les substances biochimiques qui décomposent toutes matières organiques en éléments simples assimilables par les mêmes microzymas. Le moyen d'assurer leur source de nourriture et leur reproduction en perpétuant la vie cellulaire. Ce qui a fait de BECHAMP le fondateur de l'enzymologie.

---

[14] Ce qui sera l'objet de nouvelles recherches, près d'un siècle plus tard :
Nanobactériesune nouvelle forme de vie ?
http://www.larecherche.fr/savoirs/mineralogie/nanobacteriesune-nouvelle-forme-vie-01-03-2008-87489

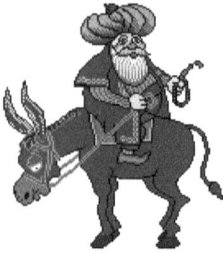

Selon lui, les microzymas sis dans tous les tissus vivants y sont parfaitement intégrés, ne s'en séparent pas, aussi longtemps que les conditions de la vie tissulaire demeurent normales. Ils ne deviennent morbides qu'après avoir subi des dommages dus à une alimentation et un mode de vie anormal. D'où le choix de vie qui incombe à chacun pour éviter l'état maladif.

BECHAMP démontre que selon les conditions du milieu les microzymas peuvent évoluer de forme. Il les classe en 5 catégories a) les sphérules isolées ou micrococques – b) les sphérules associées par deux ou diplocoques – c) en ligne ou streptocoques – d) en grappes ou staphylocoques – e) les sphérules évolutives en bâtonnets ou bactéries. C'est la découverte du polymorphisme microbien, alors que PASTEUR ne considère le microbe qu'en agent de chaque maladie, puisque selon lui il possède une souche fixe, non évolutive. **C'est le monomorphisme microbien, le troisième dogme pasteurien.**

> *Un jour NASREDDIN allait sur son âne, assis à l'envers !* « HODJA » *les gens lui disaient en le voyant* « Pourquoi te places-tu sur ton âne de cette façon ! » *Il leur répondait disant* « Oh ce n'est pas cela, ce n'est pas moi qui suis assis à l'envers, c'est l'âne qui s'est placé du mauvais côté lorsque je suis monté dessus ! »

PASTEUR n'envisage la maladie infectieuse que sur le seul fait d'une contamination extérieure, **c'est le dogme pasteurien de la contagion, le quatrième**. Il ne veut pas considérer l'évolution des souches microbiennes internes à l'organisme — endogènes – polymorphisme – soumises aux facteurs carentiels d'un corps affaibli par une mauvaise hygiène de vie, une mauvaise médication, un environnement dégradé. Tout comme il refuse de considérer la mutation microbienne que subissent les organismes animaux et végétaux morts, en état de décomposition. Il pensait que cela était contraire à sa théorie, une simple hypothèse jamais démontrée et nettement démentie par ses contradicteurs de l'époque. Voici le point de départ d'une fausse connaissance dogmatique qui allait influencer durablement toute la médecine moderne conventionnelle, du 19e jusqu'au 21e siècle.

LES PREMIÈRES CITATIONS D'EXPERTS :

➤ Professeur PARIENTE : « *Stimuler sans cesse l'immunité n'est pas sans danger* ».

➤ En 1969, la revue suisse Médecine et Hygiène constatait que depuis la généralisation de la vaccination contre la poliomyélite, certains virus qui jusque-là ne provoquaient que des infections asymptomatiques devenaient de plus en plus souvent pathogènes.[15]

➤ En 1974, le professeur BASTIN déclarait que le vaccin contre la rougeole exalte le pouvoir pathogène des adénovirus.

Dans son livre The Vaccination Superstition, le Dr J.W. HODGE note :

« *Après une soigneuse considération de l'histoire de la vaccination compilée en une étude impartiale et compréhensible de statistiques vivantes et de données pertinentes provenant de source sûre, et à la suite d'une expérience à partir du fait d'avoir vacciné 3000 sujets, je suis fermement convaincu que la vaccination ne peut être montrée comme ayant quelque relation logique avec la diminution des cas de variole. La plupart des personnes sont mortes de la variole qu'elles contractèrent après avoir été vaccinées* ».

---

[15] **Arrêtons la cruauté envers les animaux et la planète**
http://www.massacreanimal.org/fr/vaccination.php

➤ En 1973, le professeur George DIC abonde dans le même sens en disant que lors des décennies précédentes en Grande-Bretagne, 75 % des individus ayant contracté la variole avaient été préalablement vaccinés.

➤ En octobre 2001, l'OMS retire sa recommandation de vaccination antivariolique massive. Selon le professeur Ari ZUCKERMAN : « *L'immunisation contre la variole est plus problématique que la maladie elle-même* ». D'autres faits historiques.[16]

➤ Dans Médecine praticienne n° 467, le Pr LEPINE constatait à son tour : « *Dans plusieurs pays en voie de développement, on s'était imaginé qu'avec une seule campagne de vaccination, on arriverait à résoudre le problème. Or, dans plusieurs de ces pays, la fréquence de ces maladies* (coqueluche, diphtérie, poliomyélite, rougeole, tuberculose) *a augmenté, allant même jusqu'à quintupler depuis les campagnes de vaccination* ». Erreur monumentale.[17]

➤ Le journal of American Physicians and Surgeons annonce la baisse de l'autisme et des désordres neurologiques chez l'enfant en Californie après l'arrêt du thimoséral (mercure)[18] inclus dans la composition des vaccins Voir au chapitre 24 – pas d'autistes chez les Amish.

➤ Le 2 novembre 2000, l'Association of American Physicians and Surgeons – AAPS – annonça que ses membres lors de leur 57ᵉ réunion annuelle à St Louis ont adopté une résolution pour mettre fin aux vaccins infantiles obligatoires.

---

[16] **Danger et inutilité des vaccins**
http://spesmethodologie.fr/index.php?option=com_content&view=article&id=222%3Adanger-et-linutilite-des-vaccins-&catid=67%3Agrippe-a&Itemid=2
[17] **Vaccin et autisme: une erreur monumentale**
http://www.sciencepresse.qc.ca/archives/2004/man010304.html
[18] **Vaccins et Empoisonnement par le thiomersal (Mercure)**
http://autreversion.info/Vaccins%20et%20Empoisonnement%20par%20le%20Mercure.htm

Le Dr Shiv SHOPPA, microbiologiste canadien est à l'origine de la décision d'interdiction de l'hormone bovine de croissance recombinée (rBGH), établissant le lien avec le cancer. Cette hormone provoquait des mammites chez la vache, donnant du pus dans leur lait. Il explique qu'il existe une guerre permanente entre l'intégrité du corps humain et les organismes envahisseurs. L'on peut facilement le comprendre par le réflexe du corps rejetant un organe greffé. Le même type de rejet se produit à un niveau microscopique pour certaines protéines, dont certains virus et bactéries, à fortiori ceux issus de manipulations génétiques avant l'inoculation vaccinale.

LA FONCTION DU SYSTÈME IMMUNITAIRE EST AMPUTÉE PAR LA VACCINATION

Dès le bol alimentaire, la fonction du système immunitaire consiste à gérer, à fragmenter, tout élément signalé comme normal, étranger ou nuisible. Qu'il s'agisse de protéines, de graisse, d'amidon, de sucre, pour les fractionner, les réduire en molécules simples dans le tube digestif pour les rendre assimilable. Les organes d'élimination ou émonctoires, intestins (vomissements et diarrhées), bronches - sinus (éternuement, toux), peau (sudation) complètent ce processus. Toute matière anormale parvenant malgré tout à pénétrer dans le corps sera décomposée dans l'intestin, notamment par les bactéries de la flore et par une montée en température (fièvre pour affaiblir ou détruire ces envahisseurs). Or il est avéré que les éléments de la composition vaccinale perturbent ou détruisent l'intégrité de ce processus.

LES PRO-VACCINATIONS S'ENTÊTENT À IGNORER 4 LOIS FONDAMENTALES

Shiv SHOPPA s'adressant à quiconque connaît les bases de la biologie met à nu le caractère faussement scientifique des vaccins :

1- Du fait de leur nature, tous les vaccins sont des antigènes, par définition une protéine étrangère.

2- Qu'aucune protéine étrangère (injection du vaccin) ne peut être absorbée directement dans le flux sanguin à moins d'avoir été préalablement digérée dans le système digestif et transformée en acides aminés de base.

3- Que les acides aminés de base absorbés, transformés, par le sang, deviennent les protéines endogènes (celles de notre corps) qui permettront de faire la distinction entre le soi et le non-soi.

4- Toute interférence et modification, ou altération de ces lois innées, sont susceptibles de provoquer des désastres dans l'immunité, exemple l'autisme...

En conclusion : il précise que les vaccins introduisent des protéines étrangères dans le corps en contournant tous les mécanismes utilisés par le système immunitaire pour éviter pareille invasion (peau, muqueuses digestives, respiratoires, uro-génitales...). Passer outre ce bouclier protecteur, enclenche une série de réactions visant à se débarrasser de ces intrus. N'y parvenant pas, cela déclenche des attaques successives, plus intenses, jusqu'à assaillir l'organisme lui-même, d'où les réactions dites auto-immunes. **Plus il y a d'injections de vaccin,** plus il y a de protéines étrangères, **plus il y aura de réactions néfastes et violentes de nature inflammatoire.** Contrairement à l'idée reçue, les vaccins n'améliorent aucunement l'immunité, puisqu'ils en contournent les systèmes de défense et en dérégulent le fonctionnement inné.

CHAPITRE 2

LES EFFETS SECONDAIRES DES VACCINS À COURT, MOYEN ET LONG TERME

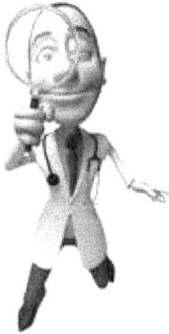

Les vaccinations sont multiples et souvent simultanées, ce qui ne permet pas de rattacher un effet secondaire particulier à un type de vaccin particulier. Notamment lorsqu'un effet secondaire correspond à une pathologie grave, sclérose en plaques par exemple, survenue plusieurs années après une vaccination. Lorsque ce type d'effet secondaire grave se produit, l'attitude majoritaire du corps médical consiste généralement à dire :

« *C'est un fait unique et il n'existe aucun lien de cause à effet entre les vaccins administrés à telle époque et la pathologie secondaire observée a posteriori sur un patient* ». Cela peut aller jusqu'à la raillerie !

Aujourd'hui, c'est n'est qu'une minorité de médecins, de chercheurs et d'autres personnes qui s'opposent ouvertement à la pratique de la vaccination. Comme toute minorité, les moyens financiers manquent pour pouvoir mener une vaste enquête internationale sur les dangers avérés de la vaccination, pour mener une campagne d'information à grande échelle.

Toutefois, l'on peut objectivement révéler et expliciter ces dangers en consultant l'étude particulièrement objective conduite avec peu de moyens et achevée en 2005 par l'**EFVV** (le Forum européen pour la vigilance vaccinale). Cette étude recoupe diverses autres observations recueillies dans plusieurs pays occidentaux. Il est donc désormais possible d'établir diverses corrélations notoires entre l'injection de vaccins et l'apparition rapide ou différée de troubles bénins ou graves. Résumé sur les deux schémas, ci-dessous.

CES TEMPS-CI, L'ON PARLE BEAUCOUP DES MÉDICAMENTS À SCANDALE, MAIS SURTOUT PAS DES VACCINS

SILENCE

Alors que partout dans le monde les agences du médicament relèvent des cas d'accidents graves post-vaccinaux, aucun organisme de la santé publique n'intervient. C'est le cas en France, l'AFSSAPS a répertorié plus de 3000 cas uniquement pour le seul vaccin de l'hépatite B. Mais sans rien entreprendre, avec le même immobilisme que pour un grand nombre de médicaments hautement dangereux, par exemple le Médiator qui a défrayé la chronique en 2011. Pourtant de 1999 à 2006, en France, 1396 cas d'affections démyélinisantes centrales ont été répertoriés, incluant 1174 scléroses en plaques et plusieurs décès. D'autres pathologies en découlent – de nombreux cas de syndrome de Guillain-Barré – de sclérose latérale amyotrophique, mortelle en 3 années – de lupus – de polyarthrite rhumatoïde – de typhoïde – de thrombopénie – d'aplasie médullaire – plus de 500 cas de myofasciites à macrophages, liés à l'aluminium à dose infinitésimale, vaccins, etc.[19]

---

[19] **La myofasciite à macrophage**
http://www.esculape.com/generale/myofasciite_macrophages.html

En dépit de ces hécatombes les agences pour le médicament, notamment en France, n'ont jamais voulu entreprendre d'étude sur les effets secondaires des vaccins, surtout celui anti-hépatite B. Cela n'est pas surprenant puisque toutes les études officielles qui ont désigné l'innocuité de ce vaccin ont été sponsorisées par les firmes fabriquant ce vaccin. Alors que la justice française a reconnu diverses victimes, l'AFSSAPS ne réagit toujours pas ! Cet exemple confirme que partout dans le monde le lobby pharmaceutique ne cesse de consolider son emprise sur les organismes officiels de contrôle dont les membres manquent singulièrement de courage. Pourtant des groupes d'opposition à la vaccination se forment dans plusieurs pays. En France, le **REVAHB** (Réseau vaccin hépatite B)[20] ne cesse d'avertir l'Ordre des médecins et les médias des relevés inquiétants de pharmacovigilance, mais sans recevoir le moindre écho en retour.

---

[20] http://www.revahb.fr/

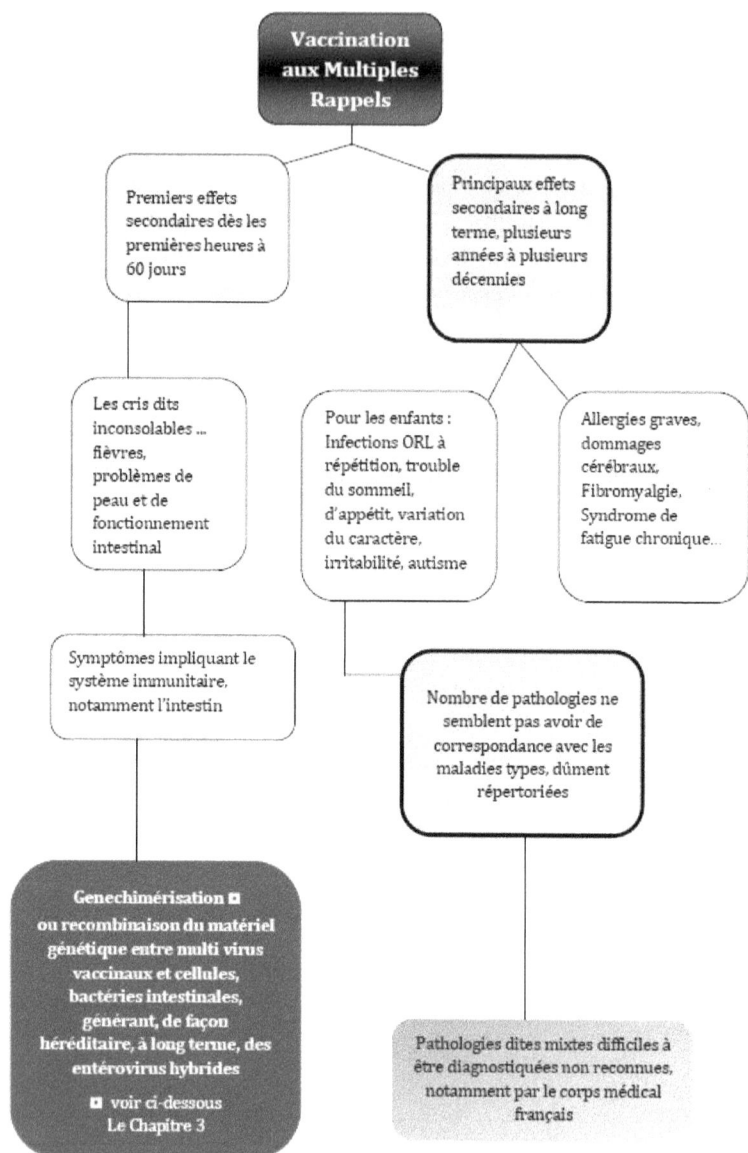

Vaccination aux Multiples Rappels

Premiers effets secondaires dès les premières heures à 60 jours

Principaux effets secondaires à long terme, plusieurs années à plusieurs décennies

Les cris dits inconsolables ... fièvres, problèmes de peau et de fonctionnement intestinal

Pour les enfants : Infections ORL à répétition, trouble du sommeil, d'appétit, variation du caractère, irritabilité, autisme

Allergies graves, dommages cérébraux, Fibromyalgie, Syndrome de fatigue chronique...

Symptômes impliquant le système immunitaire, notamment l'intestin

Nombre de pathologies ne semblent pas avoir de correspondance avec les maladies types, dûment répertoriées

Genechimérisation ▣
ou recombinaison du matériel génétique entre multi virus vaccinaux et cellules, bactéries intestinales, générant, de façon héréditaire, à long terme, des entérovirus hybrides

▣ voir ci-dessous
Le Chapitre 3

Pathologies dites mixtes difficiles à être diagnostiquées non reconnues, notamment par le corps médical français

Principales complications par type de vaccins

Vaccin multiple diphtérie tétanos poliomyélite coqueluche Haemophilus (2)	Vaccin Hépatite B	Vaccin triple ROR Rougeole Oreillon Rubéole	Vaccin contre la grippe
Pathologies Neurologiques	Maladies Dites Auto-immunes	Autisme (3), arthrite, diabète, problèmes de la voie ORL, problèmes rénaux, maladie de Crohn	Complications respiratoires, problèmes de type grippal

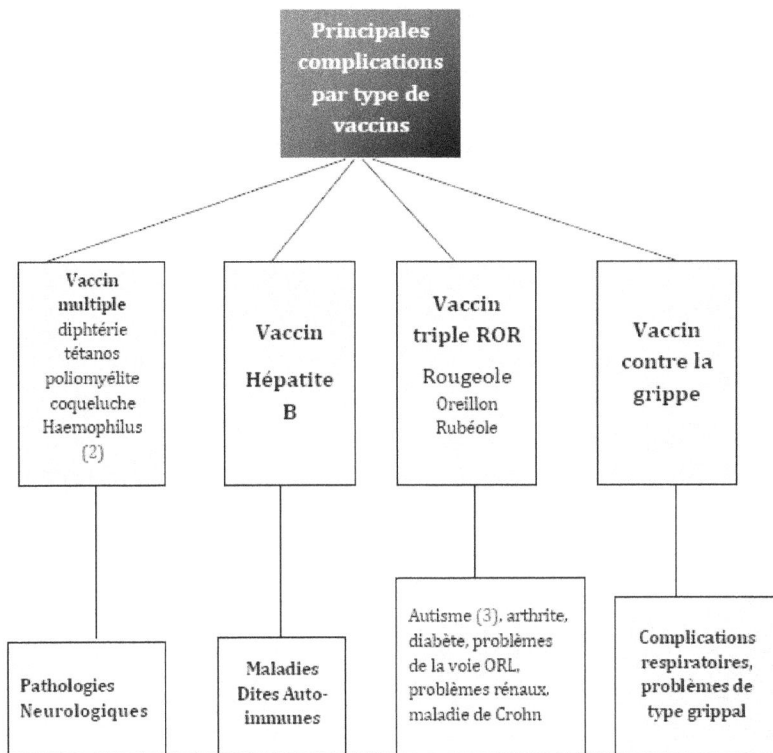

Apparition progressive des troubles, ils sont à peine notables au début, ils se traduisent par quelques désagréments auxquels on ne prête pas une attention particulière.

L'aggravation est marquée selon le principe de corrélation suivant :

Vaccins multiples + Rappels = Aggravation symptomatologique et/ou pathologique

Facteur temps

2) *Haemophilus*
http://fr.wikipedia.org/wiki/Haemophilus

3) http://www.flotsdelespoir.org/autisme.html

CHAPITRE 3

LA GENECHIMÉRISATION – *POINT CLÉ*

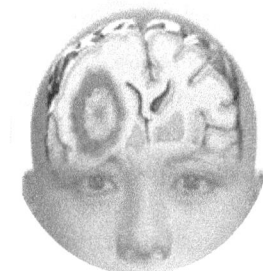

Des virus vaccinaux se combinent avec les cellules de l'intestin (les entérocytes, les caliciformes, les neuroendocrines – valeur Alpha **α** – les cellules M), probablement aussi avec certaines bactéries de la flore intestinale, d'où la production d'entérovirus hybride.[21] C'est la principale cause des terribles conséquences de la vaccination. Ceci explique les diverses pathologies différées tout au long de la vie et celles que subiront les générations suivantes par voie héréditaire (neuroendocrine, valeur Oméga **Ω**).

POUVOIR MUTAGÈNE DES VACCINS

Qui pouvait imaginer que le vaccin utilisé au cours de la campagne de vaccination massive de 2009/2010 contre le virus imaginaire de la grippe A/H1N1 contenait, entre autres poisons, des plasmides. Une substance qui a un pouvoir mutagène sur

---

[21] ÉPIDÉMIOLOGIE MOLÉCULAIRE DES ENTÉROVIRUS
http://www.pasteur.fr/recherche/RAR/RAR96/Lepient.html

l'ADN et dont **l'action est destructrice pour les cellules cérébrales**. Ce qui génère un blocage du développement spirituel de l'homme. Un scientifique suisse du CERN et son équipe ont été évincés de leur service pour avoir témoigné à ce sujet.

VACCINS – ARMES BIOLOGIQUES DE DESTRUCTION CÉRÉBRALE DE MASSE

Dans son livre « *La divine connexion* », ouvrage tiré à 350.000 exemplaires, le Dr Melvine MORSE a scientifiquement démontré l'existence d'un gène porteur de l'hologramme divin dans le cerveau humain, ainsi que dans l'ADN de chacune de nos cellules. Dans ce contexte révélateur, les vaccins ne seraient que des armes biologiques de destruction cérébrale de masse. Ils généreraient dès notre jeune âge un micro œdème cérébral – faisant muter notre ADN[22] - en détruisant notre lien avec la référence divine intrinsèque à l'être humain.

Le 13 avril 2005, un an après la découverte du Gène de Dieu (God-Gene), John Evans faisait part d'une fuite d'information de la conférence du département de la défense du pentagone à propos du projet vaccinal FUNVAC. Il vise à modifier le God-Gene des populations du Moyen-Orient pour mettre un terme aux désordres de ces régions.[23] Il s'agit d'un vaccin de type antigrippal qui, à défaut de pouvoir être injecté lors d'une

---

[22] **La face cachée des vaccins**
https://www.youtube.com/watch?feature=endscreen&NR=1&v=OjrFMi8PhKM
[23] **Dod virus 'funvax' - denatures dna to remove the god gene - chemtrail aerosols & vaccine project**
https://www.youtube.com/watch?v=xbDBBrlbN34

campagne de vaccination conventionnelle, peut être inhalé en étant répandu par voie aérienne - chemtrails.[24]

LA VIE PROSPECTIVE DE RUDOLF STEINER

Au début du 19ᵉ siècle, Rudolf STEINER, fondateur de l'agriculture biodynamique, du système éducatif[25] Waldorf prédisait « *Viendra un temps où l'on développera des vaccinations qui pourront empêcher les tendances à la spiritualité... Ces inoculations auront une influence telle sur le corps humain qu'elles l'amèneront à refuser d'accorder la moindre place aux tendances spirituelles de l'âme... Je vous avertis que les esprits des ténèbres vont inspirer les humains... pour la mise au point d'un vaccin qui dès le plus jeune âge extirpera de l'âme toute tendance à la spiritualité...* ».

VACCINS, DERNIÈRE HORREUR RÉVÉLÉE EN 2011

Helen RATAJCZAK, ex-scientifique pour une compagnie pharmaceutique, a récemment déclenché un sérieux débat portant sur le lien direct entre les vaccins et l'autisme. Sur son compte rendu, l'élément central mis en lumière, caché jusque-là, est l'utilisation de cellules d'embryons humains avortés dans la production de vaccins. Elle rapporte auprès de CBS News « *les fabricants n'utilisent plus de thimerosal, un dérivé du mercure, dans les vaccins* (sauf l'anti grippal) *par contre ils continuent d'utiliser des tissus humains* ». Elle précise qu'ils sont toujours ajoutés dans 23 vaccins. « *Qu'il y a une correspondance entre l'augmentation de cas d'autisme et l'introduction d'ADN humain dans le vaccin ROR* ». Qu'en 1995, un pic de cas d'autisme s'est produit lorsqu'on a cultivé la base du vaccin de la varicelle dans du tissu fœtal humain. Un fait que les fabricants se sont bien abstenus de signaler au public.

---

[24] **Chemtrail vu du ciel**
https://www.youtube.com/watch?v=rnXETdvtvIs
[25] http://www.steiner-waldorf.org/pedagogie_steiner/principes.html

TYPE DE VACCINS VIRAUX À BASE D'EMBRYONS, PLUS D'UN MILLIARD D'INDIVIDUS CONCERNÉS

Il y a deux cultures cellulaires principales qui ont été utilisées depuis plus de 35 ans, pour la production de millions de doses de vaccins.

WI-38 : élaborée aux États-Unis en 1961, issue de cellules pulmonaires de fœtus humain féminin intentionnellement avorté à 12 semaines de gestation.

Plus d'un milliard d'individus vaccinés à travers le monde ont reçu des vaccins contenant la soucheWI-38.

MRC-5 : élaborée au Royaume-Uni en 1966, issue de cellules pulmonaires de fœtus humain masculin intentionnellement avorté à 12 semaines

Il y actuellement un total de 24 vaccins concernés par des cellules de fœtus avortés et/ou contenant de l'ADN, des protéines ou des débris cellulaires associés :

- **Polio** : PolioVax – Pentacel – Dt Polio Absorbed – Quadracel (Sanofi-Pasteur)
- **Rougeole-Oreillons-Rubéoles** (ROR) : MMR-II – Meruvax II – MRVax – Biovax – ProQuad – MMR-V (Merck). Priorix – Erolalix (GlaxoSmithKline).
- **Varicelle** : Varivax – ProQuad – MMR-V – Zoastavax (Merck). Varilix (GlaxoSmithKline).
- **Hépatite A** : Vaqta (Merck). Havrix – Twinrix (GlaxoSmithKline). Avaxim – Vivaxim (Sanofi). Epaxal (Crucell/Berna).
- **Rage**: Imovax (sanofi).

CHAPITRE 4

TOXICITÉ DES ADDITIFS VACCINAUX

Conséquences à dosage infinitésimal de tous les toxiques – *Point clé*

D'autre part, ces progrès de mesure se couplent à une meilleure compréhension, projection de **l'incidence biologique et biochimique néfaste** de ces toxiques à dose infinitésimale, **en deçà du millième de gramme**, étudiés isolément et/ou en synergie avec d'autres toxiques, sur les ensembles cellulaires et tissulaires.

L'IMPACT SUR LA SIGNALISATION CELLULAIRE

Ces nano poisons impactent considérablement le rythme, la vitesse signalétique et d'autre part la précision prodigieusement élevée de la réception – répartition – régulation – informationnelle intra et extracellulaire. Il s'agit du dispatching organisé par les divers et innombrables nano centres de télécommunications du corps humain. Ils assurent les échanges d'informations métaboliques entre cellules, entre tous les ensembles cellulaires, y compris ceux du sang. Cette fonction de signalisation s'avère être fondamentale pour l'intégrité et la continuité des échanges cellulaires.

Les investigations de pointe entreprises depuis quelques années dans ce nouveau créneau de recherche, notamment les preuves acquises au niveau de la perturbation endocrinienne,[26] le confirmeront plus encore dans la période à venir. Il est utile d'être particulièrement conscient de ce fait pour avoir une compréhension exacte des **diverses conséquences néfastes dues à la composition vaccinale, conjointement à toutes sortes de toxiques issus de l'alimentation additivée d'intrants toxiques, à la panoplie de substances chimiques utilisées au quotidien qui entrent puissamment en synergie, agissant en micro bombe cellulaire à effet différé.**

---

[26] **Troubles endocriniens**
http://assymcal.org/index.php?option=com_content&view=article&id=3&Itemid=1
06

LES DÉRIVÉS DE L'ALUMINIUM :

Type de VACCIN	ALUMINIUM en microgramme
HIB, marque PedVaxHIB (principalement, contre la méningite chez l'enfant)	225
Pneumocoque, marque Prevnar (pneumonie, méningite, chez l'enfant)	125
DtaP, toutes les marques contiennent de l'aluminium (hépatite A – B...) dans des proportions variables	170 - 625
Hépatite B, toutes marques	250
Hépatite A, toutes marques	250
HPV, marque Gardasil (cancer de l'utérus)	225
Multi vaccin DtaP, HIB, polio, marque Pentacel	330
Multi vaccin DtaP, Hep B, polio, marque Pediarix	850

(NB) Les quantités sont exprimées en microgrammes, 1 microgramme ou Mc correspondant à 1/1000ème de milligramme.

L'hydroxyde d'aluminium sert comme adjuvant pour chaque type de vaccin commercialisé pour semble-t-il en renforcer l'efficacité. Le but visé est une liaison avec les germes du vaccin pour que les cellules du système immunitaire puissent les identifier. Nous le surnommons « *le messager de la nuit* ». Cet adjuvant est toujours utilisé par l'industrie pharmaceutique, malgré la prise de conscience toute récente en Europe de sa haute nocivité à dose infinitésimale.[27]

---

[27] **Vaccins : l'aluminium toujours dans le viseur**
http://www.europe1.fr/france/vaccins-l-aluminium-toujours-dans-le-viseur-1308809

Or, il est avéré qu'il est dangereux et particulièrement réactif pour le système immunitaire. En 1995, la revue britannique Vaccine précise que trois chercheurs suédois ont démontré le lien existant entre la présence d'aluminium dans un rappel diphtérie-tétanos et une forte production d'immunoglobulines E (IgE) chez les enfants. Or, les IgE sont des anticorps indésirables responsables d'environ la moitié des allergies humaines.[28] Par rapport à la précédente décennie, l'on notera que les progrès en toxicologie, immunologie, biologie moléculaire permettent de pouvoir bien mieux mesurer les proportions de toxiques à très faible dose du fait de l'évolution notable des appareillages et techniques de mesure.

CALENDRIER VACCINAL DE L'ENFANT INCLUANT DE L'ALUMINIUM

Le petit enfant subira des vaccinations multiples, quatre vaccins à chaque visite médicale, au deuxième, quatrième et sixième mois de la vie. Les immunisations de type pneumocoque HIB, DtAP et de type Hépatite B sont systématiquement administrées à chacune des visites. Ou bien l'on opte pour administrer le multi vaccin PEDIARIX. Quel que soit le choix, à chaque fois l'organisme de l'enfant reçoit un sous-total moyen de 1200 µg (millième de gramme) d'aluminium.

Mesurer le niveau de toxicité de l'aluminium s'avère une pratique contradictoire dans le milieu médical.

En milieu hospitalier, l'on pratique la règle du filtrage de l'extraction de l'aluminium contenu dans les diverses solutions administrées par voie intraveineuse, quelle que soit l'intégrité du

---

[28] **Vaccins et Empoisonnement par l'Aluminium**
http://autreversion.info/Vaccins%20et%20Empoisonnement%20par%20l%92Alumi nium.htm

fonctionnement des reins du patient, de sorte que le niveau maximal administrable sera de 5 µg (millième de gramme) d'aluminium par kg et par jour. Par exemple pour un sujet de 70 kg de poids corporel, le maximum tolérable sera de 350 µg/jour. Or, l'administration d'aluminium contenu dans les vaccins échappe à cette règle, de sorte que les jeunes enfants en reçoivent, en une seule journée, jusqu'à 200 µg par kg de masse corporelle, soit quarante fois plus que le seuil de sécurité établi actuellement dans les hôpitaux.

TOXICITÉ AVÉRÉE DE L'ALUMINIUM, NOTAMMENT CHEZ L'ENFANT

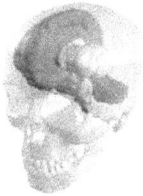

Il est désormais établi que l'aluminium, comme le bismuth, thallium, possède les mêmes propriétés toxiques que les métaux lourds (cadmium, mercure, plomb...). Comme neurotoxine, il est particulièrement néfaste pour les cellules cérébrales. Par exemple pour un nourrisson de quatre kilogrammes, sensible au plan rénal, une seule injection de 20 µg serait toxique – 75 µg pour un enfant de cinq ans – 500 µg pour un adulte. Or, un enfant en fin de son programme vaccinal, vers quinze ans, a reçu environ 5000 microgrammes d'hydroxyde d'aluminium ! Ceci peut entraîner de nombreux symptômes généraux trop variés pour être identifiés distinctement les uns des autres. Voir plus haut le schéma "vaccination aux multiples rappels " – *dernier module – pathologies dites mixtes et/ou du mal-être.*

Toutefois, il est admis qu'il pénètre le cerveau, dans les zones identiques à Alzheimer, avec une incidence sur la mémoire – le langage – la cognition – l'humeur – la sociabilité. Il s'introduit dans les tissus osseux et musculaires générant douleurs et faiblesse (sans aucune étude de sécurité)[29] vidéo - autisme.[30] En 1998, on découvre une nouvelle maladie articulaire la MFM,[31] elle apparaît trois à huit ans après une vaccination contenant systématiquement un dérivé d'aluminium, évoluant possiblement en sclérose en plaques. La fixation d'aluminium dans les divers rouages cellulaires et tissulaires a donc pour origine, au premier stade de la vie, la vaccination. À laquelle s'ajoute l'utilisation de divers additifs alimentaires[32] – médicaments – dentifrices – déodorants – ustensiles de cuisine – papier d'alu soumis à l'acidité et température – aux sels d'aluminium dans le traitement des eaux courantes pour l'obtention de la couleur bleutée – 16 millions de gens concernés en France[33]... Relation avec Alzheimer.[34]

En 2011, l'étude[35] conduite par l'équipe INSERM, dirigée par le professeur Romain GHERARDI impute à l'hydroxyde d'aluminium (Ha) une nouvelle maladie, sous diagnostiquée, la myofasciite à macrophages. Elle se caractérise par une fatigue chronique, des douleurs musculaires et articulaires intenses et l'apparition de troubles cognitifs, comme l'altération de la mémoire. En utilisant des protéines fluorescentes ajoutées à Ha, les chercheurs ont pu suivre le parcours de cet adjuvant introduit dans le muscle de souris. 50 % des particules d'aluminium injectées se sont retrouvent successivement dans les ganglions

---

[29] **L'aluminium dans les vaccins : Où se trouvent les études de sécurité ?**
http://www.sylviesimonrevelations.com/article-l-aluminium-dans-les-vaccins-ou-se-trouvent-les-etudes-de-securite-75659600.html
[30] **Lien autisme/vaccination**
https://www.youtube.com/watch?v=4d4G2Liy6bg
[31] **Myofasciite à Macrophages**
http://www.myofasciite.fr/Contenu/Divers/200807_RevueKineMFM_Coquet.pdf
[32] http://www.hc-sc.gc.ca/fn-an/securit/addit/aluminum_stake-fra.php
[33] **Du poison dans l'eau : l'aluminium**
https://www.youtube.com/watch?v=t00IQlVOwpM
[34] **L'aluminium et la maladie d'Alzheimer**
http://www.dailymotion.com/video/xf9dan_l-aluminium-et-la-maladie-d-alzheim_news
[35] **La myofasciite à macrophage**
http://www.esculape.com/generale/myofasciite_macrophages.html

lymphatiques, dans le sang circulant, puis à partir du 21ᵉ jour, dans le cerveau où elles s'accumulent inexorablement, à l'instar du mercure.

« On s'achemine vers l'idée que certaines personnes auraient, en raison de leur âge, ou d'un terrain génétique particulier, une propension particulière à développer une inflammation musculaire, cérébrale induite par le Ha » explique le professeur GHERARDI.

En 2007, une équipe canadienne de l'université de Columbia, à Vancouver, dirigée par le Pr Chris SHAW, avait elle aussi démontré que l'injection de Ha chez la souris induisait notamment des troubles neurotoxiques du comportement.

Vidéo « *l'aluminium au quotidien* »[36]

B - LES DÉRIVÉS DU MERCURE, TOUJOURS UTILISÉS DANS LA MAJORITÉ DES VACCINS GRIPPAUX

Caractéristique générale – le mercure est rare dans le milieu naturel – il se trouve à l'état de traces, dans les roches. C'est un métal qui se combine très facilement avec d'autres molécules, que ce soient des métaux (amalgames dentaires par exemple), des molécules inorganiques (sels) ou organiques (carbone), nous le surnommons « *le poison antique* ».

Le mercure sous sa forme métallique (exemple le thermomètre) est un métal qui change facilement de forme et de propriétés, il est très volatil, passant de l'état liquide à l'état gazeux. En présence d'oxygène, il s'oxyde très facilement pour passer à sa forme inorganique, de l'état métallique ou gazeux (Hg^0) à l'état de forme ionisée (HG+ Hg2+ - après la perte d'électrons autour du

---

[36] **Aluminium, notre poison quotidien**
https://www.youtube.com/watch?v=-gAsSR6g7SU

noyau de l'atome de mercure). Le mercure devient organique lorsqu'il se combine avec un élément vivant, caractérisé par une molécule de carbone. Plus exactement une molécule du cycle de l'hydrogène, plutôt que celui du carbone, laquelle est la base de constitution cellulaire de tout élément vivant, ou l'ayant été.

Les états qui caractérisent le mercure (inorganique ou organique) ne sont pas statiques, car des échanges fréquents existent entre ces deux principaux états. C'est le milieu, notamment chez les mammifères, qui active ces échanges (pH acide, présence de chlore, de soufre, activité enzymatique...).

Le passage de la forme métallique à l'état ionisée du mercure est consécutif à l'oxydation (présence d'oxygène), par l'action de la catalase produite dans les globules rouges (action enzymatique consistant en la décomposition du peroxyde d'hydrogène en eau et en oxygène - ou oxydoréduction). Les ions mercuriques ainsi produits passent dans le sang. Le passage de l'état ionique à l'état de mercure organique se nomme méthylation (méthylmercure - MeHg++). L'obtention de cet état nécessite le milieu aqueux, acide et soufré de l'intestin grêle, à ce stade il est devenu l'extrême poison. À l'état de vapeur mercurielle Hg2+, sans méthylation préalable (fuite d'amalgame dentaire par exemple) il passe directement dans l'organisme, sans transit par le sang, notamment en franchissant la barrière hémato encéphalique.[37]

---

[37] **La barrière hémato-encéphalique**
http://www.sirtin.fr/2008/05/18/la-barriere-hemato-encephalique/

Diverses conséquences (symptômes) du mercure

La vapeur mercurielle $Hg2+$ se fixe, puis s'accumule dans le système nerveux central, détériore les neurones de type sensoriel et moteur. Il touche aussi les poumons, les reins, les tissus adipeux. Quel que soit le niveau de concentration, la toxicité se caractérise par divers et nombreux symptômes d'ordre mental, comportemental et organique – perte de mémoire – difficulté d'attention – de concentration – d'acuité intellectuelle – de cognition – d'irritabilité – de changement subit d'humeur – fatigue inexpliquée – douleurs musculaires et articulaires – altération des fonctions rénales – saignement de gencives –goût métallique en bouche...

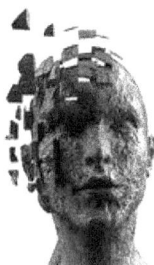

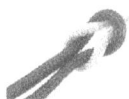

Le thimerosal, teinture semi-synthétique, est un dérivé du mercure, il n'a été retiré des compositions vaccinales qu'en 2004. Néanmoins, il est toujours utilisé dans la composition du vaccin contre la grippe - Tableau ci-dessous. Au plan cellulaire, il se produit un **effet synergétique et cumulatif à long terme** des deux métalloïdes utilisés conjointement jusque-là dans la vaccination (**aluminium + mercure**). Selon le principe de covalence cellulaire – *image du nœud* – le mercure vaccinal + celui contenu dans l'alimentation + celui des amalgames dentaires + certains produits chimiques et préparations de pharmacie à base de mercure + d'autres déchets métaboliques issus de l'alimentation, de la chimie, de l'eau courante fluorée et aluminée... Cet ensemble va se lier et s'accumuler pour très longtemps, à vie au sein des ensembles cellulaires.

Vaccins	Préparations	Thimerosal **Dosage en Mercure**	Indication/Âge
Sanofi – pasteur Vaxigrip	Fiole multi dose 5 Ml	<1 mcg/0,5 Ml dose	>6 mois
GSK FluLaval	Fiole multi dose 5 Ml	25 mcg/0,5 Ml dose	>18 ans
Novartis Fluvirin	Seringue 0,5 Ml²	<1 mcg	>4 ans
Novartis Fluvirin	Fiole multi dose 5 Ml	24,5 mcg/0,5 Ml dose	>4 ans
ID Biomedical/ GSK Fluviral	Fiole multi dose 5 Ml	25 mcg/0,5 Ml dose	>6 mois
Fluarix/GSK	Seringue 0,5 Ml²	<1 mcg	>18 ans
Pandemrix/GSK **1**	Seringue 0,5 Ml²	0,5 mcg	>6 mois
CSL Biotherapies Afluria	Fiole multi dose 5 Ml	24,5 mcg/0,5 Ml dose	>18 ans
Sanofi – pasteur Fluzone	Fiole multi dose 5 Ml	25 mcg/0,5 Ml dose	>6 mois

1 En 2009, le Pandemrix, vaccin du laboratoire pharmaceutique GlaxoSmithKline, le plus utilisé contre la grippe H1N1, a été injecté à plus de 90 millions de personnes dans le monde, dont 31 millions dans l'UE. Le 18 novembre 2009, GSK demande au personnel médical canadien de ne pas utiliser ce vaccin à cause d'effets indésirables graves. La Suède en suspend l'utilisation consécutivement à 81 cas de narcolepsie (69 sont des enfants et adolescents de moins de 20 ans). Le 27 janvier 2011, Eudravigilance avait reçu 162 notifications de narcolepsie sur des enfants de 4 à 18 ans. Le 31 mars 2011, l'eurodéputée Michelle RIVASI **demande le retrait de ce vaccin dans l'UE** pour les moins de 20 ans, se basant sur une étude finlandaise similaire, mais sans recevoir de réponse de la Commission européenne, toujours aussi fortement influencée par le lobbying de l'ERT.[38]

Errare humanum est – Perseverare Diabolicum.

Le mal est déjà fait à cause des multiples vaccins administrés dès l'enfance, dont les effets cérébraux irréversibles touchent la majorité des populations, notamment celle des pays occidentaux. Malgré la démonstration scientifiquement prouvée des multiples conséquences néfastes à court et long terme de toutes les substances de la composition vaccinale sur les populations, dont l'aluminium et le mercure, les pouvoirs publics perdurent à favoriser, encourager, la vaccination.

Le cerveau caractérisé par sa nature lipidique (acide gras polyinsaturé) et son activité électro biochimique est le premier organe touché par les divers toxiques vaccinaux conjointement à bien d'autres dans la plupart des pays. À l'âge de la première carie, l'on introduit du mercure en bouche, sous forme d'amalgame. S'ajoute la pollution générale[39] du mercure trop abondamment utilisé depuis un siècle et demi. Par le processus de bio méthylation (dégradation du mercure ambiant HG^O par l'action de micro-organismes, bactéries qui le transforme en toxique assimilable), ce métalloïde entre ainsi dans le cycle de la pluie, dans celui de la chaîne alimentaire par bioaccumulation, en cumul avec le plomb, cadmium...

---

[38] **Bilderberg & Co : le lobbying de l'European Round Table à Bruxelles**
http://www.agoravox.fr/actualites/economie/article/bilderberg-co-le-lobbying-de-l-29446
[39] **Le mercure dans l'environnement**
http://www.ec.gc.ca/mercure-mercury/

VACCINATION MERCURIELLE DE TOUS LES NOUVEAU-NÉS - JUSQU'EN 2004 - ET VACCIN ANTIGRIPPAL

Le Dr Boyd HALEY professeur à l'université du Kentucky explique clairement « *Un simple vaccin administré à un nouveau-né de 2,750 kg équivaut à administrer le même jour 30 vaccinations à un adulte de 80 kg – Par ailleurs, il n'est pas possible de réaliser une étude démontrant que le thiomersal est sans danger.*[40] *Ce produit est tout juste affreusement toxique, ce type d'injection à un animal rendra son cerveau malade. Si on l'applique à du tissu vivant, les cellules mourront. Si on le met dans une boîte de pétri, la culture mourra. Sachant tout cela, il serait odieux de prétendre injecter pareille substance à un bébé ou un jeune enfant* (vaccin antigrippal) *sans provoquer des dégâts* ».[41]

DES PRATIQUES VACCINALES SUR NOUVEAUX NÉS FAITES DANS LE SECRET

Lors d'un récent congrès d'homéopathie uniciste, au cours d'une pause deux internes suisses ont dit qu'à la maternité de leur centre hospitalier universitaire, dont l'on taira le nom, l'on pratiquait systématiquement sur les nouveau-nés une série de 8 vaccins, dont le Gardasil administré aux enfants des deux sexes. Aux actualités, les médias suisses ont souligné l'importance de soutenir cette campagne de vaccination. Ces pratiques vaccinales se font à l'insu des parents, pour les généraliser on dissuade les femmes enceintes d'accoucher à domicile en décourageant les

---

[40] **Thimérosal dans les vaccins**
http://translate.google.fr/translate?hl=fr&langpair=en|fr&u=http://www.fda.gov/biologicsbloodvaccines/safetyavailability/vaccinesafety/ucm096228.htm
[41] **Vaccins annuels contre la grippe de l'enfance peuvent interférer avec le développement de crossresistance**
http://translate.googleusercontent.com/translate_c?anno=2&depth=1&hl=fr&rurl=translate.google.fr&sandbox=0&sl=en&tl=fr&u=http://www.sciencedaily.com/releases/2011/11/111116192801.htm&usg=ALkJrhiGieHSvWTikID0kprVbbydK727Lg

sages-femmes, lesquelles sont objet de pressions incessantes de la part de la médecine officielle. Pour nous, il est clair que cela entre dans le cadre d'une campagne de fragilisation du système immunitaire et de stérilisation massive. Voir le chapitre 22 – la mise en œuvre d'une stérilisation de masse.

UNE SÉRIE D'OPPOSITIONS BIEN TARDIVES AUX ÉTATS-UNIS ET EN EUROPE

En 2011, aux États-Unis, la guerre des vaccins est déclarée, certaines petites villes ont décidé de suspendre toute vaccination des nouveau-nés, on l'accuse en particulier de favoriser l'autisme.[42] Des enfants ont subi cette pathologie juste après les premiers vaccins, ce qui a lancé le mouvement d'opposition, aussitôt relayé par des personnalités du show-business. Ils ne sont pas du tout convaincus d'études scientifiques faites notamment au Danemark cherchant à démontrer qu'il n'y a pas de corrélation entre autisme et vaccination. Les opposants ne désarment pas, ils sont persuadés des effets secondaires néfastes des divers vaccins sur les nouveau-nés. Ils se demandent aussi à bon escient pourquoi administrer un vaccin contre l'hépatite, une maladie sexuellement transmissible, à un nourrisson ! En Europe l'on commence à s'interroger sur l'utilité du vaccin contre le cancer de l'utérus administré à de jeunes adolescentes de 14 ans.

---

[42] Voir cette vidéo http://www.youtube.com/watch?v=TMlH69fntiQ - opinion de Robert KENNEDY Jr

EFFETS GRAVISSIMES DE LA VACCINATION DE GÉNÉRATION EN GÉNÉRATION ET PERTE DE QI DES POPULATIONS

2013 : Voir l'avis frappant du Dr Russel BLAYLOCK[43] un neurologue bien connu aux USA pour ses prises de position courageuses contre les poisons alimentaires et vaccinaux. Il dit aussi en substance sans le nommer que cet état de fait est une volonté délibérée du cartel de la véritable gouvernance mondiale. L'objectif, aboutir à la perte du quotient intellectuel des populations qui une fois abêties ne peuvent plus penser clairement à la situation gravissime dont les causes leur échappent complètement.[44]

---

[43] **Vaccins et développement du cerveau - Dr Russell Blaylock, MD., neurochirurgien**
http://fr.sott.net/article/16496-Vaccins-et-developpement-du-cerveau-Dr-Russell-Blaylock-MD-neurochirurgien
[44] **Glutamate, aspartame : ces poisons qui nous nourissent**
https://www.youtube.com/watch?v=_fC1UaVRt6Q

Cycle de transformation et d'absorption du mercure

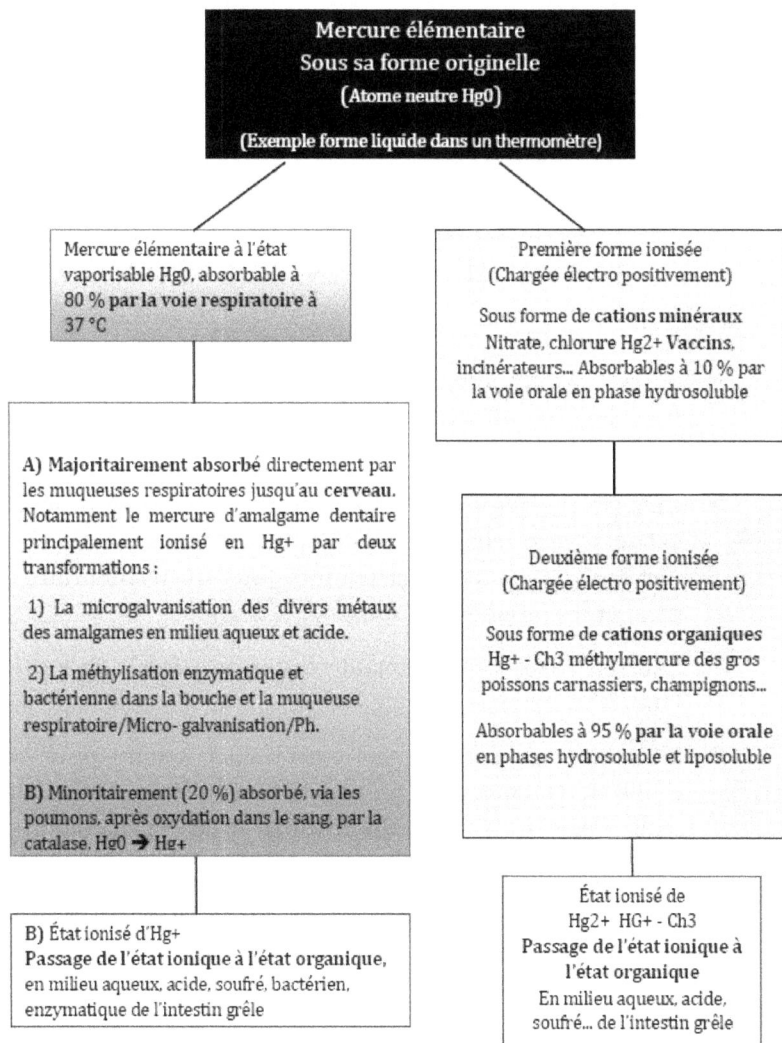

Mercure élémentaire
Sous sa forme originelle
(Atome neutre Hg0)

(Exemple forme liquide dans un thermomètre)

Mercure élémentaire à l'état vaporisable Hg0, absorbable à 80 % par la voie respiratoire à 37 °C

Première forme ionisée
(Chargée électro positivement)

Sous forme de **cations minéraux**
Nitrate, chlorure Hg2+ Vaccins, incinérateurs... Absorbables à 10 % par la voie orale en phase hydrosoluble

A) Majoritairement absorbé directement par les muqueuses respiratoires jusqu'au cerveau. Notamment le mercure d'amalgame dentaire principalement ionisé en Hg+ par deux transformations :

1) La microgalvanisation des divers métaux des amalgames en milieu aqueux et acide.

2) La méthylisation enzymatique et bactérienne dans la bouche et la muqueuse respiratoire/Micro- galvanisation/Ph.

B) Minoritairement (20 %) absorbé, via les poumons, après oxydation dans le sang, par la catalase. Hg0 → Hg+

Deuxième forme ionisée
(Chargée électro positivement)

Sous forme de **cations organiques**
Hg+ - Ch3 méthylmercure des gros poissons carnassiers, champignons...

Absorbables à 95 % par la voie orale en phases hydrosoluble et liposoluble

B) État ionisé d'Hg+
Passage de l'état ionique à l'état organique, en milieu aqueux, acide, soufré, bactérien, enzymatique de l'intestin grêle

État ionisé de
Hg2+ HG+ - Ch3
Passage de l'état ionique à l'état organique
En milieu aqueux, acide, soufré... de l'intestin grêle

La majorité de la population des pays occidentaux est concernée par les déperditions mercurielles quotidiennes des amalgames dentaires.[45] Conscients de la gravité des conséquences sur la santé publique, divers pays, sauf la France, ont suivi la convention de Minamata en interdisant l'utilisation du mercure dentaire.[46] Néanmoins, partout, les dérivés du mercure sont encore utilisés dans une gamme importante de produits pharmaceutiques (l'aspirine tamponnée, certains produits antiseptiques, ophtalmologiques, indicateurs réactifs, immunoglobulines, plusieurs purgatifs...).

C - NOCIVITÉ À DOSE INFINITÉSIMALE DE TOUS LES ADDITIFS DE LA COMPOSITION VACCINALE, ISOLÉMENT OU EN SYNERGIE – POINT *CLÉ*

➢ Sulfate d'ammonium – Un poison suspecté d'attaquer le foie, le système nerveux, le système gastro-intestinal et respiratoire.

➢ Bêta-propiolactone – Produit connu pour ses propriétés cancérigènes, suspecté d'attaquer le foie, le système nerveux, le système gastro-intestinal et respiratoire, la peau et les organes des sens.

➢ Latex – Allergisant pouvant mettre en péril le pronostic vital.

➢ Glutamate de sodium – Neurotoxique connu pour ses effets mutagènes, allergisants, tératogènes entraînant des malformations et monstruosités sur la génération suivante.

➢ Tributylphosphate – suspecté d'être un poison pour les reins et les nerfs.

---

[45] http://protocoles.jimdo.com/introduction/
[46] Pour savoir comment s'en défaire sans risque voir ici
http://protocoles.jimdo.com/2/
Alerte au mercure - L'expérience du Dr Isabelle
http://www.dailymotion.com/video/x2g0416

➤ Glutaraldehyde – Poison s'il est ingéré, responsable de malformations néonatales chez les animaux de laboratoire ou d'expérimentation.

➤ Gélatine – Allergisant, produite à partir de la kératine du veau, de porc et os de bovins déminéralisés.

➤ Gentamicine et polymyxine B (antibiotiques) – toxique pour les reins et le système nerveux, responsable d'allergies pouvant être mortelles.

➤ Néomycine (antibiotique) – toxique pour les reins et le système nerveux, perturbe l'absorption de la vitamine B6, pouvant entraîner une forme rare d'épilepsie et de retard mental, réactions allergiques pouvant être mortelles.

➤ Phénoxyéthanol – utilisé comme antigel, il est toxique pour les cellules et capable de dérégler les réponses du système immunitaire.

➤ Formaldéhyde (formol) – utilisé pour embaumer les morts, ici pour inactiver les germes contenus dans la préparation vaccinale, il est carcinogène, impliqué dans les leucémies, cancers du cerveau, du côlon, des organes lymphatiques, suspecté de problèmes gastro-intestinaux. Un poison du foie, du système immunitaire, du système nerveux, des organes de reproduction.

➤ La TdT (Terminal Desoxynucleotidyl Transferasc) – un enzyme au pouvoir mutagène que l'on trouve dans diverses cellules normales ou pathogènes, capable de modifier les gènes, multipliant ainsi considérablement les maladies génétiques chez les vaccinés et leur descendance. Ces fragments d'ADN peuvent générer des mutations et donc des effets cancérigènes.

➤ Borate de sodium Na2B4O710H2O – Borax, insecticide, raticide, ou mort-aux-rats, un agent de stérilisation pour la femme et l'homme.

➤ Þhcg – hormone ajoutée au vaccin du tétanos, stérilise relativement l'homme et définitivement la femme.

➤ **Squalène** – Une substance existante à l'état naturel dans les plantes, chez l'animal, chez l'homme. Extraite d'huile de poisson, on l'utilise en émulsion dans la préparation d'aliments, produits cosmétiques, médicaments et compléments alimentaires en vente libre. Dans le vaccin, elle est supposée renforcer son pouvoir immunisant. En réalité, elle augmente les réactions inflammatoires et douloureuses locales. Il s'agit d'une molécule conçue pour censément exciter le système immunitaire. En réalité, elle agit en **nano bombe à effet différé susceptible de provoquer des maladies imprévisibles**, **débilitantes et chroniques**. Dès les années 1980, des chercheurs russes l'ont qualifié de bombe à retardement biologique. Le docteur Pamela ASA de l'université américaine de Tulane, une microbiologiste, spécialisée en vaccination, en parle comme de **la plus insidieuse des armes chimiques jamais conçues**.

Selon le professeur de microbiologie et d'immunologie R.F. GARRY, directeur du programme de MCB de la Tulane université, le **squalène** a été utilisé dans une proportion d'**un million de fois plus qu'à l'accoutumée dans le vaccin de la grippe H1N1**, saison 2009/2010. Un dosage hallucinant, sachant qu'aux États-Unis, la Chambre des Représentants, sur la base d'un dosage normalisé, l'avait impliqué formellement dans le syndrome[47] de la guerre du Golfe (1990 – 1991). 180.000

---

[47] Par ailleurs, les soldats ont consommé des sodas light contenant de l'aspartame. Les palettes ont été stockées longuement à + 40 °C, libérant ainsi du méthanol sous l'effet de la forte chaleur. Ces boissons synthétiques ont provoqué un deuxième effet délétère sur le cerveau d'innombrables soldats. Dernière nouvelle, Pepsi cola ne l'utilise plus, mais le remplace par du sucralose tout aussi toxique - juste un coup marketing !
Le sucralose est toxique et cancérigène
http://www.julienvenesson.fr/le-sucralose-est-toxique-et-cancerigene/

soldats, un sur quatre, préalablement vaccinés contre la grippe A en furent malades, des milliers en sont morts. En 2004, le squalène est interdit par le Pentagone par décision d'un juge fédéral.

POINT CLÉ - L'IDÉE REÇUE DE L'INNOCUITÉ DE PRODUITS CHIMIQUES À FAIBLE DOSAGE

Du côté des négociants en produits chimiques, l'on affirme que ces divers produits considérés individuellement et dosés au microgramme (µg) n'ont aucun effet nocif sur la santé humaine à court ou long terme. Pour les chercheurs en toxicologie de pointe, cet argument matérialiste motivé par le conservatisme médical et l'appât du gain ne tient pas. Pour eux, il est notoire que ces poisons utilisés unitairement ou avec d'autres toxiques associés dans la même composition vaccinale (synergie toxicologique) sont hautement dangereux ! Voir plus haut, Conséquences à dosage infinitésimal de tous les toxiques – Point clé.

Mais cela ne semble pas du tout préoccuper le corps médical, particulièrement les fabricants de vaccins et de produits chimiques. Pas plus que de les inciter à évoluer pour la mise en œuvre d'autres types d'adjuvants ou de composés ne présentant aucun risque pour la santé publique. La sortie récente très médiatisée d'un vaccin HPV contre le très improbable cancer de l'utérus, utilisable selon le marketing dès l'âge de 9 ans illustre bien cette ligne de conduites. En plus de l'aluminium, il contient du polysorbate 80 et du borate de sodium – $Na_2B_4O_710H_2O$, deux substances connues pour leur neurotoxicité et leur cancérogénicité.

Il faut savoir que le borate de sodium est considéré en milieu pharmaco-médicinal comme du poison. Sa forme dérivée sert à fabriquer un raticide « *la mort-aux-rats* ». Il n'est donc plus utilisé dans les préparations médicinales. Si un individu avait la lubie d'injecter du raticide à un enfant, il serait immédiatement mis en examen judiciaire pour mise en danger de la vie d'autrui. Alors comment est-il possible d'admettre qu'un médecin soit autorisé à faire de même en l'injectant sous forme de vaccin, en mélange avec toutes les autres substances hautement toxiques des préparations vaccinales, cela en toute impunité ?[48]

---

[48] http://expovaccins.over-blog.com/

CHAPITRE 5

MODE PRÉPARATOIRE ET CONSÉQUENCES CELLULAIRES DES BASES VACCINALES

Il est nécessaire d'être perspicace pour connaître une partie des bases incluses dans les préparations vaccinales, cela échappe même au milieu du professorat médical. Les principaux fabricants mondiaux, dont l'institut Pasteur (Sanofi-pasteur), se sont toujours exercés à la plus grande retenue ! Néanmoins, grâce notre l'investigation, nous avons pu établir une description suffisamment précise du sujet.

Avant tout, il faut rappeler qu'il s'agit d'inoculer à l'homme :

• L'agent pathogène premier correspondant à la maladie censée être éradiquée.

• Ou les substances recombinées issues de l'agent pathogène premier.

Cela sans qu'aucune étude épidémiologique approfondie ne soit conduite en amont de chaque campagne vaccinale. De fait, l'on expérimente in vivo, parmi les populations, un type de vaccin supposé admissible. Au cours du temps, après confrontation avec les constats et critiques, le vaccin ne sera l'objet que de certaines modifications et reformulations pour censément être réputé moins dangereux, ou plus efficace pour les obscurs. Ceci est la définition même d'une approche empirique et controversable.

A) Les cellules sont cancérisées

Les bases vaccinales sont préparées dans la plupart des cas à partir de culture de cellules animales ou humaines – IVG. La technique de base consiste à rendre les cellules pérennes (état de la cancérisation cellulaire), terrain de culture à partir duquel l'on fait incuber les agents pathogènes. Il est nécessaire d'utiliser un très grand nombre de cellules *cancérisées* pour produire un vaccin (700.000 cellules pour une dose de vaccins anti poliomyélite). Cela à multiplier par la production de centaines de millions de doses.

Le sérum fœtal de veau, et la bile de bœuf sont utilisés illicitement

Pour optimiser le rendement, on alimente les cellules *pérennes* avec du sérum de veau à l'état fœtal, parce qu'il est doté naturellement d'un facteur de croissance supérieur. Ce sérum est du point de vue législatif européen[49] un produit à risque, car depuis 1994 tout sérum bovin est interdit dans toute composition médicamenteuse. L'agent pathogène atténué du BCG est produit à partir de la bile de bœuf, selon la méthode Calmette et Guérin. Aucun compte rendu d'interdiction de ce substrat n'est communiqué au corps médical - répertoire Vidal.

Des cellules de reins de singe pour le vaccin anti poliomyélite

Dans la revue américaine Science de 1972, le Dr Leonar HAYFLICK, professeur de microbiologie à l'Université de Stanford déclarait : « *Un nombre important de reins de singes traités pour la fabrication des vaccins, doivent être écartés à cause d'une contamination étendue par un ou plusieurs virus parmi 20 autres connus. Il y a au moins plusieurs centaines de milliers de personnes aux États-Unis qui ont été*

---

[49] http://admi.net/eur/loi/leg_euro/fr_394D0474.html

inoculés avec les virus vivants SV-40 qu'on a trouvés dans des vaccins antipolio initialement produits sur des cellules de reins de singes (le *SV-40* a été utilisé dès les années 1950, en Afrique, au Congo.

Voir le chapitre 12 – La remise en cause du SIDA est occulté). *Ce virus SV-40 provoque des tumeurs chez les hamsters et convertit in vitro les cellules humaines normales en cellules cancéreuses* ».

Les vaccins de l'hépatite B, notamment ENGERIX B, sont des compositions recombinées qui contiennent un antigène du virus de l'hépatite B (antigène HBs). Il ne contient aucun germe vivant, mais dose l'enzyme Tdt à 20 µg, soit dix fois plus que les autres vaccins.

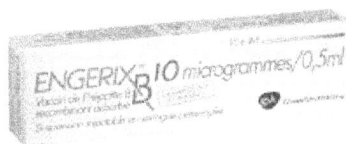

Le quotidien Le Monde a révélé jeudi 26/09/2008 qu'une troisième étude menée par l'équipe du Pr Marc TARDIEU de l'hôpital Bicêtre – AP-HP – avait montré que l'un des vaccins contre l'hépatite B, ENGERIX B, semblait provoquer, chez l'enfant, une augmentation du risque de développer trois ans plus tard la sclérose en plaques.

En 2009, le tribunal de Nanterre a condamné GlaxoSmithKline à verser 400,000€ à une jeune femme atteinte de sclérose en plaques après sa troisième vaccination à l'Energix B. Des experts honnêtes ont donc pu apporter suffisamment de preuves pour que cette Cour **sanctionne** ce laboratoire.[50] Qu'adviendra-t-il de

---

[50] **Vaccin engerix b® et sclérose en plaques : Glaxo condamné à 400.000 € de dommages et intérêts**
http://www.santelog.com/modules/connaissances/actualite-sante-vaccin-engerix-

tous les autres vaccinés dont l'avenir sera assombri par un handicap à vie ?

L'ENZYME TDT DE L'ENERGIX B

La TdT (Terminal Desoxynucleotidyl Transferase) est une enzyme capable de modifier les gènes des cellules saines ou pathogènes additivées à un vaccin. Elle potentialise considérablement le risque de maladies génétiques parmi les vaccinés et leur descendance.[51] Le potentiel mutagène de cette enzyme a été démontré par des chercheurs américains, notamment dans des essais in vitro lors de la synthèse d'ADN. Ces fragments d'ADN peuvent générer des mutations à moyen ou long terme avec de surcroît le risque de sclérose en plaques. Ce vaccin est le plus utilisé en France. En 2007, l'assurance-maladie a remboursé 787.754 doses vaccinales d'Energix B pour enfants et nourrissons.

B) Les virus sont génétiquement modifiés, une alchimie machiavélique parmi d'autres

Les souches animales utilisées pour le multi vaccin poliomyélite-hépatite sont des cellules Véro, issues du singe Gonade et/ou du hamster. Sur cette base, on élabore par génie génétique l'agent pathogène en utilisant un séquençage de l'ADN appartenant au rétrovirus SV40. Or ce rétrovirus est le précurseur du fameux VIH – SIDA. Par ailleurs l'on a retrouvé par la technique **PCR** des traces de son matériel génétique dans les tissus de cancers cérébraux et de mésothéliome. Parmi les malades de mésothéliome, 20 % le sont sans aucun lien probable avec le facteur environnemental ou professionnel de l'amiante.

---

breg-et-sclerose-en-plaques-glaxo-condamneacute-agrave-400000-de-dommages-et-inteacuterecircts_1390.htm
[51] Voir au chapitre 3 – la genechimerisation.

LE SAVIEZ-VOUS ?

Une offre originale et lucrative.[52] Considérant qu'il est admis par le corps médical que les bases vaccinales sont sans danger pour la santé publique, un homme avisé offre actuellement plus de 200.000 dollars à tout médecin diplômé ou à tout représentant d'une firme pharmaceutique qui accepte de boire une seule fiole, dosée proportionnellement au poids du candidat, contenant seulement les additifs vaccinaux – thiomersal (mercure) – éthylène glycol – phénol – benzothénium chloride – formaldéhyde – aluminium – squalène – hormones de synthèse... une formule ordinairement administrée légalement pour la vaccination de millions d'enfants dès l'âge de 6 ans.

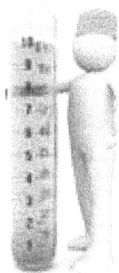

Pour rassurer les candidats, le contenu de la fiole ne contient aucun des agents pathogènes vivants ou inactivés introduits habituellement dans les divers vaccins tels qu'ils sont administrés aux enfants. Depuis 2001, l'offre tient toujours !

UN POISON À LONG TERME

En 1996, Karen WETTERHAHN, chercheuse américaine étudiant les effets des métaux lourds sur la santé, n'a pas pu empêcher quelques gouttes de diméthylmercure de couler sur son gant de latex. Ce bref contact très partiel avec la peau a provoqué sa mort dix mois plus tard.

Les éléments toxiques des vaccins, des amalgames dentaires et de l'alimentation sont particulièrement actifs, à court et long terme, à la concentration infinitésimale de la nano mole. Le cas létal de

---

[52] http://leftbrainrightbrain.co.uk/2006/11/27/jock-doubledays-75000-vaccine-offer/

Karen WETTERHAHN permet de comprendre l'effet différé des principaux symptômes et des pathologies inflammatoires, dégénératives, neurodégénératives, observables parmi les populations, notamment au sein des pays développés.[53]

Les causes de ces maladies sont donc directement corrélables à **des concentrations toxiques très faibles**, de l'ordre de la micromole (μmol 10^{-6}), ou de la nano mole (nmol 10^{-9}) de toxique.[54] Ces concentrations en dose infinitésimale - milliardième de substance - agissent dans le sang et via les muqueuses respiratoires directement vers le cerveau en combinaison, potentialisation, avec d'autres toxiques et protéines dé conformés, issus de l'alimentation moderne.

> **Pour définition de la plupart des termes, voir le lexique[55]**

CONSÉQUENCES CELLULAIRES DES ADJUVANTS VACCINAUX

Notamment de l'aluminium et du mercure

Voici la théorie (2007) d'un organisme de recherche indépendant Cellconform : au niveau intracellulaire, se forment diverses combinaisons et liaisons toxiques inter-cumulatives – CLITIC. Elles sont issues des vaccins, des amalgames dentaires, de l'alimentation dénaturée… CLITIC sont composées de mercure,

---

[53] **La relation de l'effet toxique du mercure et l'exacerbation de l'affection médicale classée comme Maladie d'Alzheimer (MA)**
http://www.hyperactif.net/images/PDE_LA_REL_DE_L_EFFET_TOXIQUE_DU_MERC_ET_L_EXAC_B.pdf

[54] Voir chapitre 4 – conséquences cellulaires des adjuvants de la composition vaccinale et à dose infinitésimale de tous les toxiques. b

[55] **Glossaire de quelques termes de génétique**
http://messager.meldois.pagesperso-orange.fr/Bio/glossaire.htm

d'aluminium et d'autres toxiques environnementaux et alimentaires à la concentration de nano mole par bioaccumulation jusqu'à atteindre un niveau qui induit un état inflammatoire cellulaire sous-jacent – EICSJ.

Cet état inflammatoire introduit et entretient, par effet de leurre cellulaire, une vraie/fausse réponse immunitaire différée, puis quasi permanente, jusqu'à une réaction dite auto-immunitaire. Ce processus serait à la base d'une majorité de maladies dites de civilisation : problèmes articulaires – rhumatismaux – troubles métaboliques – diabète – certains types de cancer – Alzheimer – Parkinson – troubles du comportement – dépression nerveuse de type endogène… .

La respiration et la détoxification cellulaire sont entravées

Tous les organites[56] - vidéo[57] - contenus dans la cellule, sauf le cytosquelette, sont membranaires. Par définition, ils ont une fonction d'échange, de régulation, de transformation, d'épuration, de détoxification intracellulaire…. Selon des études américaines, c'est le peroxysome qui est particulièrement entravé dans sa double fonction de détoxification de la cellule lorsqu'il est confronté à la pénétration de molécules de métaux toxiques. Sont aussi en cause 1) la respiration cellulaire par décomposition du peroxyde d'hydrogène, rôle d'un autre organite la mitochondrie 2) la neutralisation des radicaux libres, à l'origine du stress oxydant.

En résulte l'oxydation des acides gras à très longue chaîne – AGTLC – car les métaux lourds, en synergie avec d'autres toxiques, s'introduisent dans les AGTLC. Ils les dénaturent en

---

[56] **Organite**
http://fr.wikipedia.org/wiki/Organite
[57] **LA CELLULE : ANATOMIE ET PHYSIOLOGIE**
http://video.vulgaris-medical.com/index.php/2007/05/17/25-la-cellule-anatomie-et-physiologie

forme, en nombre se liant à eux – covalence – jusqu'à ce qu'ils ne soient plus métabolisables par la cellule, l'action enzymatique n'étant plus opérante.

DOMMAGES CELLULAIRES UBIQUITAIRES – L'ENSEMBLE DES TISSUS - CERVEAU - LIEN AVEC L'AUTISME

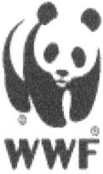

Par ailleurs, les chercheuses KERN et JONES notent que l'exposition aux métaux toxiques peut limiter la formation de glutathion antioxydant – GSH – paradoxalement tout en accroissant notablement les besoins du corps en glutathion (dérégulation). Le glutathion protège contre les espèces activées de l'oxygène (ROS), instables et susceptibles d'attaquer les lipides des membranes cellulaires en formant des peroxydes qui perturbent le fonctionnement cellulaire (peroxydation lipidique)[58] et provoquent des dommages cellulaires ubiquitaires (stress oxydant),[59] notamment le mécanisme de la protection cérébrale[60] (barrière hémato encéphalique) incluant le rôle du glutathion.

Les cellules de Purkinje[61] sont particulièrement vulnérables confrontées à ce type d'attaque. Cinq études récentes ont mis en évidence une peroxydation lipidique accrue éventuellement associée à un stress oxydant dans l'autisme. L'une d'elles a démontré une corrélation entre la diminution des protéines anti-oxydantes et l'autisme régressif. Les recherches menées par Jill JAMES indiquent également que les enfants autistes présentent

---

[58] **Les radicaux libres**
http://www.anastore.com/fr/dossiers/1_articulation_les_radicaux_libres.php
[59] **Qu'est-ce que le stress oxydant?**
http://www.thierrysouccar.com/nutrition/info/quest-ce-que-le-stress-oxydant-471
[60] **Glutathion - la défense antioxydante principale de votre cerveau**
http://www.fruitymag.com/glutathion-antioxydante-s241.htm
[61] **Cellule de Purkinje**
http://fr.wikipedia.org/wiki/Cellule_de_Purkinje

des niveaux abaissés de glutathion actif et des concentrations accrues de glutathion oxydé (inactif) par rapport aux groupes de contrôle. Outre son rôle antioxydant et de détoxication, le glutathion est nécessaire au fonctionnement immunitaire normal et à l'équilibre du système gastro-intestinal, ce qui explique les dysfonctionnements immunitaires et gastro-intestinaux courants dans l'autisme.

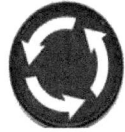

CIRCULATION PERMANENTE DES DIVERS TOXIQUES DANS L'ORGANISME

> Les divers toxiques : a) ceux d'origine extracellulaire, circulent dans le liquide interstitiel b) ceux issus de cellules mortes (apoptose) d'origine intracellulaire, sont filtrés en continu par le foie. 2) Les deux sources de toxiques a + b sont transportées par la sécrétion biliaire jusqu'à l'intestin grêle. À ce stade, les divers toxiques issus de l'alimentation et les métaux lourds traversent les parois de l'intestin grêle affaibli par l'action néfaste de ces derniers. Dans un deuxième temps, une grande proportion de ces toxiques est réabsorbée dans l'intestin par la voie sanguine, dans un cycle continu.

Les diverses molécules chimiques, dont les métaux lourds s'accumulent et stagnent à vie dans les ensembles cellulaires et tissulaires

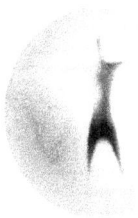

En décembre 2003, l'Organisation mondiale de protection de l'environnement – WWF – propose à 47 personnes, majoritairement des parlementaires européens de 17 pays, d'analyser leur sang afin de démontrer que les populations des pays développés, toutes classes sociales confondues, sont contaminées par la multitude de molécules chimiques utilisées dans la quasi-totalité des activités humaines. Qu'il serait temps de prendre des mesures écologistes et législatives énergiques pour à minima en réduire l'utilisation dans tous les secteurs concernés agriculture – industrie agroalimentaire – chimie – pharmacopée…

LA CHARGE CHIMIQUE CORPORELLE PERMANENTE

L'étude du WWF confirme le cycle permanent sur le long terme des divers toxiques, dont ceux de la composition vaccinale (voir le chapitre 5). Ils constituent **la charge chimique corporelle – Chemical body borden**[62] – chez le jeune adulte non-fumeur, **300 à 500 molécules nocives différentes se seront fixées progressivement dans l'organisme depuis l'enfance.** Dans le sang – les tissus adipeux – les organes – le sperme – le lait maternel. Par exemple parmi la multitude de ces produits chimiques industriels, l'on a retrouvé des traces de pesticides interdits depuis vingt ans, notamment le lindane, dans le sang de certains de ces 47 parlementaires.

Les métaux lourds ont une affinité chimique avec les acides aminés soufrés de l'organisme, notamment ceux de l'intestin grêle

Parmi les éléments de base de la déstructuration/restructuration moléculaire, le soufre est une des principales briques qui constitue la matière vivante. En chimie, l'on procède à l'expérience de révélation d'acides aminés soufrés dans une protéine par floculation (précipitation d'une solution chimique sous forme de flocons) en utilisant comme réactif des sels de métaux lourds. Les atomes de nature métallique se fixent sur les atomes de soufre. Le premier relais d'affinité entre les molécules de métaux lourds et acides aminés soufrés se trouve dans les

---

[62] http://www.chemicalbodyburden.org/whatisbb.htm

groupements thiols[63] et ponts de disulfures rompus de cellules (peptides trifoliés, constamment mis à mal par une alimentation dénaturée) de l'intestin grêle, auxquels se fixent les atomes de métaux lourds.

Chez le coiffeur, par réaction chimique l'on rompt les ponts disulfures de la protéine (kératine) du cheveu, elle devient alors entièrement malléable à la forme que l'on veut lui donner (frisée ou défrisée). Ensuite, une dernière réaction chimique d'oxydation ferme, ou fixe les ponts disulfures afin de donner la forme définitive attendue (c'est le principe de la permanente ou du défrisage). Cette mise en beauté artificielle ainsi que les couleurs empoisonnent le rein de toxines.

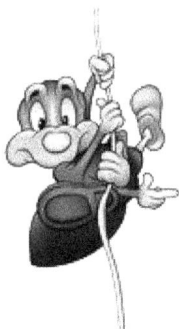

Phase de déstructuration moléculaire (DM) : Les atomes de métaux lourds pénètrent, via les ponts de disulfures rompus, dans la structure même des protéines soufrées de l'organisme, puis s'y fixent. Phase de restructuration moléculaire (RM) – les ponts disulfures sont formés par l'association de deux groupements thiols simultanément à la perte des atomes d'hydrogène. Or, l'affinité chimique du combinat soufre/métaux lourds est si forte que l'atome de nature métallique se substitue à l'atome d'hydrogène du groupement thiol initialement présent (RM), jusqu'à rompre les ponts disulfures (DM).

---

[63] **Thiol**
http://fr.wikipedia.org/wiki/Thiol

LA CARTOGRAPHIE ET LA SIGNALISATION CELLULAIRE UBIQUITAIRE PRIME-NEURONALE SONT AFFECTÉES PAR DM/RM

Conséquences de DM/RM l'ensemble du fonctionnement cellulaire ubiquitaire est affecté, car toutes molécules organiques, notamment les acides aminés, contiennent des éléments soufrés. Dès lors les fonctions extra et intra cellulaires, puis celles de l'ensemble des tissus et organes, sont perturbées, endommagées, par la fixation d'atomes de métaux lourds. Cet état de déstructuration/restructuration cellulaire dénaturée, tout à la fois, induit et entretient une amputation et dérégulation de la signalisation cellulaire extra cellulaire. Laquelle introduit de nombreuses dysfonctions intracellulaires se rapportant à – la membrane – aux organites – aux échanges intracellulaires – à l'inhibition du rôle de transport et d'échange de protéines dites « chaperonnes » – aux enzymes – à la phase d'oxydoréduction – phase d'épuration – phase de détoxication – ADN - transcription – élaboration des protéines de structure (comme la kératine au plan cutané, le collagène du tissu conjonctif et osseux, la chondroïtine sulfate des cartilages articulaires). Finalement, cela conduit à la mort cellulaire, ou apoptose prématurée. L'on soulignera tout particulièrement l'effet délétère sur la fonction enzymatique générale[64] et spécifiquement intestinale, dont le rythme normal d'opérations biochimiques est estimé à des milliers par seconde.

---

[64] **Enzyme**
http://fr.wikipedia.org/wiki/Enzyme

De la nano mole à la nano bactérie – Retour aux microzymas de BECHAMP

Récemment, deux microbiologistes finlandais Olavi KAJANDER et Neva CIFTCIOGLU détachés au SIC (SCRIPPS Institute of California) cherchaient l'origine d'une contamination sur des cellules virales utilisées pour des vaccins. À force de perspicacité et d'observation à l'aide d'un puissant microscope ils ont réussi à identifier, puis à démontrer par un procédé photographique un nouveau type de bactérie, une nano bactérie du sang d'une taille dix fois inférieure aux autres, dont le rythme de développement et de reproduction (sur 3 jours) est plus lent que les autres bactéries (sur l'heure ou la minute). Son terrain exclusif est le sang et le sérum. Les chercheurs établissent un lien entre l'activité de nano bactéries et la calcification des tissus humains. Ce processus anormal de calcification correspondrait à de nombreuses pathologies – dépôt calcaire rénal et sur les glandes salivaires – artériosclérose – bursite – tendinite – cancers de type osseux – cancer du sein (lié au dépôt calcique) – perturbation du système nerveux central...

Par exemple, les deux chercheurs ont trouvé la présence de nano bactéries dans de nombreux dépôts calciques rénaux, ainsi que dans le sang de 6 % des 1000 sujets humains examinés, 80 % parmi les milliers de bovins analysés.

Les effets néfastes à long terme des nano bactéries de la composition vaccinale

Le constat est clair, l'œuvre de calcification opérée par les nano bactéries s'effectue sur le moyen et long terme. Nombre d'individus peuvent en être l'objet, sans du tout le suspecter.

L'on estime que sur l'ensemble des maladies concernées par les nano bactéries,[65] 20 % d'entre elles correspondent à des constats de calcification. Cette découverte confirme bien les travaux remarquables d'Antoine BECHAMP sur le microzyma l'élément fondamental de la vie, dont la taille est très inférieure à celle de la cellule (voir le chapitre 1). Le lien de cause à effet est évident entre la présence insoupçonnée de nombreux types de nano bactéries et celles de la composition vaccinale délétère pour l'organisme global, notamment pour sa défense immunitaire.

> **Pour définition de la plupart des termes, <u>voir les lexiques A[66] et lexique B[67]</u>**

LES BASES ANIMALES LAISSENT LEUR EMPREINTE PROTÉIQUE – POINT CLÉ

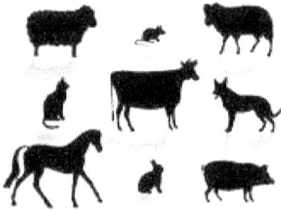

En l'état, la culture de cellules virales nécessite du sérum animal (singe, souris, chien, embryon de poulet) ou du sérum d'origine humaine (tissu fœtal d'avortement) pour la fabrication des vaccins de la polio, rage, rougeole, oreillons, rubéole, varicelle. Les fabricants commercialisent un produit final dit « purifié » après traitement au très toxique formaldéhyde (formol) afin de retirer la totalité des cellules animales ayant servi initialement à la culture de virus vivants ou atténués.

---

[65] http://www.nirgal.net/life_nano.html
[66] http://www.myonet.org/GENETIQUE/glossaire.html
[67] http://www.cea.fr/lexique

Ces laboratoires n'écartent pas le fait que des traces protéiques peuvent néanmoins demeurer dans la préparation finale du vaccin. Or, l'injection de protéines-traces (empreinte) peut s'avérer tout aussi néfaste pour le système immunitaire,[68] tout comme les nano bactéries découvertes récemment le sont pour diverses pathologies avérées.

LE DANGER DES VACCINS EXPÉRIMENTÉS DIRECTEMENT SUR LE GRAND PUBLIC

Par exemple, toujours parmi les phases expérimentales à grande échelle, in vivo sur le public, citons les derniers essais contre le rota virus (diarrhée aiguë du nourrisson). En 1998, la firme WYETH - AYERST fabricant le vaccin Rotashield l'a utilisé sur près d'un million de sujets nord-américains. C'est un cocktail viral contenant un rota virus de singe rhésus + trois virus de type rhésus humain + des cellules de rhésus fœtal (du groupe sanguin humain) + du sérum fœtal de bovin. Résultat, de nombreux cas graves d'invagination intestinale[69] post vaccinaux ont été répertoriés trois à dix jours suivant la première prise des trois doses orales du cocktail.

Neuf mois plus tard, le fabricant du Rotashield a retiré ce vaccin du marché américain, tout en conservant l'autorisation d'utilisation ! Ceci est une démonstration des dangers cachés qui ne se révèlent qu'au cours du temps, non pas dans un laboratoire d'essai, au pire des cas sur des cobayes animaux, mais par l'expérimentation directe sur la population. En l'occurrence sur des enfants les plus fragiles dont le système immunitaire n'est pas mature avant l'âge de quatre à cinq ans, dont le développement organique n'est pas acquis avant une vingtaine d'années.

---

[68] Voir au chapitre 5 – le sous-titre – conséquences cellulaires des adjuvants vaccinaux – l'état inflammatoire cellulaire sous-jacent EICSJ – théorie Cellconform.
[69] **Invagination intestinale**
http://fr.wikipedia.org/wiki/Invagination_intestinale

CHAPITRE 6

SAVOIR REFUSER LA VACCINATION, À L'INSTAR DE
JULES FERRY

L'opposition à la vaccination n'est pas nouvelle, elle date de l'époque d'Antoine BECHAMP (chapitre 1) qui en fin de carrière a rédigé une analyse totalement contraire à celle de PASTEUR, il ne fut pas le seul à s'opposer à lui. À la fin du 19ᵉ siècle, le docteur Hubert BOENS fonda la Ligue universelle des anti-vaccinateurs, regroupant des médecins et quelques personnalités. Voici une de ses conclusions « *Les vaccinations ne sont que d'abominables mystifications hygiéniques qui ont déconsidéré la science et la pratique de l'art de guérir en décimant l'humanité pour enrichir les commanditaires des vaccinations* ».

Après les congrès tenus à Cologne en 1881, à Berne et Charleroi les 26, 27 et 28 juillet 1885, cette nouvelle ligue avait acquis une grande notoriété. L'action de cette nouvelle opposition fit reculer à l'époque, en France, l'obligation de la vaccination antivariolique. Le projet de loi LIOUVILLE fut élaboré en 1889. En 1905, son application fut votée sous l'impulsion énergique de Jules FERRY, dans le cadre d'une loi préparée avec discernement prioritairement attachée aux règles d'hygiène publique (assainissement, fosses septiques, récupération des cadavres d'animaux…). Dès le 19ᵉ siècle, le bon sens semblait l'emporter sur le Microbisme pasteurien.

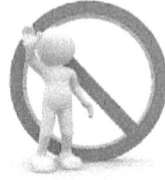

Au 20e siècle, le docteur CHAVANON rédigea plusieurs éditions parues jusqu'en 1932 « *La diphtérie, traitement clinique et immunisation* » – en 1938 « *On peut tuer ton enfant* » – en 1946 « *Nous les cobayes* » – en 1950 « *La guerre microbienne est commencée* ».

Motivé par le livre de 1946, le professeur Jules TISSOT du Muséum d'Histoire naturelle de Paris fondait en 1948 la Ligue Santé et Liberté afin d'étudier les dogmes pasteuriens et démontrer la nocivité des vaccins. Il fut à l'origine du premier regroupement des opposants à la vaccination, parmi lesquels le docteur Joseph ROY, puis le docteur A. MARIE de l'hôpital Necker, avec le soutien de Louis GASTIN, au travers de la revue « *La libre Santé* », dont le n° 47 du 3 avril 1954 inclut l'article du docteur ROPARS « *La grande comédie des sérums* ».

Le 8 juillet 1954, fut fondée la Ligue nationale pour la liberté des vaccinations[70] - LNLV - qui défend au plan international tout individu refusant la vaccination ou subissant une réglementation qui veut la rendre obligatoire : B.P. 816 - 74 016 ANNECY CEDEX – France. Permanence du mardi au vendredi, de 9 h à 12 h et de 14 h à 17 h ☎ 04 50 10 12 09 (à l'international : 00 33 450 10 12 09). Demandes d'information sur les vaccinations ou la législation : contact@infovaccin.fr – Questions administratives, cotisations, commande de livres : resp.adm@infovaccin.fr

---

[70] http://www.infovaccin.fr/actu_nouvelles.html

La vaccination n'est pas imposée par tous les pays – tableau ci-dessous

La majorité des pays européens ne l'impose pas. Au Canada, la population est libre de choisir (article 1 de la charte québécoise et 7 de la charte canadienne). Par exemple, lors d'un jugement rendu en mars 1990, le juge TRUDEAU a reconnu que lors d'une épidémie de rougeole, les parents ne sont pas tenus, obligés, de faire vacciner leurs enfants, mais doivent les retirer de l'école jusqu'à ce que se résorbe ladite épidémie. Aucun vaccin n'est obligatoire, y compris pour voyager à l'étranger, excepté celui de la fièvre jaune que certains pays d'Afrique ou d'Amérique du Sud peuvent exiger avant de pénétrer leur territoire.

LES VACCINATIONS OBLIGATOIRES (X) ET NON OBLIGATOIRES PAR PAYS

	BCG	Antipoli	Antidiphtérie	Antitétanique	Coqueluche	ROR	Hépatite B
Allemagne	Aucun						
Autriche							
Belgique	Cuti seule	x					
Danemark	Aucun						
Espagne	Aucune vaccination demandée à l'inscription dans un établissement scolaire, mais sans obligation légale						
Finlande	Aucun						
France (1)	x	x	x	x			
Grèce (2)	x	x	x	x	x	x	x
Irlande	Aucun						
Islande	Aucun						
Italie (3)	x	x	x				x
Luxembourg	Aucun						
Pays-Bas	Aucun						
Portugal	x	x	x	x	Tétanos pour enfant de 12 à 18 mois		
Royaume-Uni(4)	Aucun						
Suède	Aucun						
Suisse	Aucun						
Canada	Aucun						
États-Unis	L'obligation de vacciner les enfants et le type de vaccin varient considérablement d'un État à un autre.						

(1) La France, prétendu pays des droits de l'homme, est le seul État qui pratique la menace et l'intransigeance sur ce sujet.

(2) En Grèce, la vaccination est obligatoire, mais un certain flou est à rapprocher du terme obligatoire.

(3) L'Italie est un cas particulier, les vaccinations sont obligatoires pour la scolarité, les sanctions pénales existent, pas les décrets d'application correspondants, elles sont donc inapplicables !

(4) Depuis 1944, date à laquelle aucune obligation vaccinale ne fut plus imposée aux citoyens britanniques, la ligue anti-vaccination du Royaume-Uni a su démontrer que la suppression des obligations vaccinales n'a pas entraîné un quelconque retour des épidémies. Cependant les vaccinalistes restent sur leur position en voulant à tout prix imposer l'acte vaccinal. Et les stocks de plusieurs millions de doses de vaccins grippaux inutilisés en 2009 pourraient bien inciter le gouvernement britannique à imposer la vaccination à toute la population non vaccinée, pour les années à venir.

Les pays parmi les plus vaccinalistes, tels les pays de l'Est, ayant pratiqué pendant près de 50 ans la vaccination systématique, sont ceux qui connaissent le taux de maladies le plus élevé. Or, dans ces pays resurgissent la diphtérie et la poliomyélite. Les faits parlent d'eux-mêmes, ce type de vaccination n'a pas été aussi efficace qu'on le prétendait en générant des modifications dites de **genechimerisation Ω** sur les générations suivantes.[71] L'on assiste ainsi à un retour de pathologies que l'on croyait avoir pu juguler, revenant avec plus d'agressivité. Généralement, **des épidémies se déclarent encore dans des pays où la couverture vaccinale est presque totale**.

LES DROITS DE L'HOMME OFFRENT LA GARANTIE DE LIBRE CHOIX

D'une façon générale, quel que soit le pays démocratique dans lequel on réside, les Droits universels de l'homme garantissent la

---

[71] Voir le chapitre 2 – les effets secondaires des vaccins, à court et long terme.

liberté de choix thérapeutique. Art. 3 de la Déclaration[72] Universelle des Droits de l'homme, du 10-12-1948 « *Tout individu a droit à la vie, à la liberté et à la sûreté de sa personne* ». Mais à condition de pouvoir choisir en toute connaissance de cause !

Par exemple, en France, il n'y a pas réellement d'obligation à la vaccination. Légalement, le nouveau Code civil établit la liberté de choix en matière de thérapeutique, y compris pour l'acte vaccinal. Ce droit occupe donc le premier niveau dans la hiérarchie des règles juridiques existantes parmi les normes juridiques de chaque démocratie. L'acte vaccinal n'est pas un acte administratif, mais médical. En tant que tel, il est régi par l'article 16-3 du code civil qui stipule le principe selon lequel « *il ne peut être porté atteinte à l'intégrité du corps humain qu'en cas de nécessité médicale pour la personne. Le consentement de l'intéressé doit être recueilli au préalable* ».

L'article 16-1 précise que « *chacun a droit au respect de son corps, et que le corps humain est inviolable* ». L'article 16 mentionne aussi que « *la loi assure la primauté de la personne, interdit toute atteinte à la dignité de celle-ci et garantit le respect de l'être humain dès le commencement de sa vie* ». Toute intimidation, obligation, serait contraire aux – Arrêts de la Cour du 25-02 et 14-10 1997, sur toutes les informations, explications, dues aux patients « *Les praticiens doivent être en mesure de prouver qu'ils ont fourni au patient une information loyale, claire, appropriée et exhaustive, au moins sur les risques majeurs, et la plus complète possible sur les risques les plus légers* ». Cette conclusion de la Cour permettra à tout un chacun de refuser la vaccination proposée en estimant que les risques sont supérieurs aux bénéfices escomptés.

Toute obligation serait annulée d'office par la Loi du 04 mars 2002,[73] n° 2 002-303, Art. 11, chapitre 1er, modifiant l'Art. L 1

---

[72] **Déclaration universelle des droits de l'homme**
http://www.un.org/fr/documents/udhr/
[73] http://www.legifrance.gouv.fr/affichTexte.do?cidTexte=JORFTEXT000000227015

111-4 du Chapitre 1er du Titre 1er du Livre – 1er de la première partie du Code de la Santé publique « *Aucun acte médical, ni aucun traitement ne peut être pratiqué sans le consentement libre et éclairé de la personne et ce consentement peut être retiré à tout moment* ».

Les dispositions des articles 16 du Code civil sont d'ordre public (cf. article 16-9). Elles s'imposent ainsi à toute juridiction. Ces textes consacrent les droits de toute personne sur son propre corps (érigés en droits subjectifs). Or, les droits établis par les articles 16 sont des droits corollaires du principe constitutionnel de dignité de la personne humaine du 27/7/94, lequel principe est paru pour apporter au droit le concept de l'humanité dans l'homme.

En conclusion : Il en résulte que ces droits fondamentaux de la personne font échec aux lois sociétales d'obligation vaccinale, lesquelles sont insérées dans le code de santé publique de chaque pays. Puisque ces lois s'inscrivent dans la hiérarchie des normes juridiques elles ne se positionnent qu'à un niveau inférieur par rapport à la primauté des droits universels de l'homme.

L'OMS DÉTOURNE LE DROIT D'INTÉGRITÉ CORPORELLE ET IMPOSE SES DIRECTIVES AUX 194 PAYS AFFILIÉS

Les formes d'action de l'OMS qui se veulent rassurantes et salutaires pour la santé publique ont été élaborées dans l'intention de se substituer à la garantie représentée par l'Article 3 de la Déclaration universelle des droits de l'homme.

Le 7 juillet 2009, l'OMS a refusé de communiquer le procès-verbal d'une importante réunion d'un groupe consultatif comprenant de nombreux dirigeants des Baxter, Novartis et Sanofi-Pasteur ayant vivement recommandé dès l'automne 2008 aux États-Unis à l'Europe et au reste du monde la vaccination obligatoire contre le virus manipulé H1N1 - H5N1. Forte de ses recommandations salvatrices à caractère humanitaire, l'OMS a astucieusement prévu de détourner le droit d'intégrité corporelle et de libre choix thérapeutique qu'offre l'article 3. Pour y parvenir, en décrétant l'urgence d'une pandémie de niveau 6 sur la base de critères inventés de toutes pièces, les directives de l'OMS de vaccination obligatoire prendront un caractère astreignant pour les 194 pays affiliés. Le moyen sournois de se substituer aux principes directeurs des Droits de l'homme et d'imposer des actes médicaux à grande échelle à toutes les populations.

Désormais cette institution détient l'autorité nécessaire pour obliger au présumé niveau 6 les citoyens des 194 pays à la vaccination – imposer des quarantaines – faire reporter, voire interdire les déplacements, les voyages. En France, une nouvelle loi et de nouveaux moyens de suivis individualisés laissent envisager une systématisation de la vaccination.

CHAPITRE 7

LA TRAME DE LA PANDÉMIE EST PRÊTE

Tout concorde pour dire qu'un plan pandémique de masse est prêt. Il s'est achevé dans le même temps que l'enquête conduite par la journaliste d'investigation Jane BURGERMEISTER. Elle apporta les preuves de malversations par la filiale autrichienne (AG) de Baxter international. C'est un établissement classé au plus haut niveau de biosécurité P4 qui a élaboré un matériel viral puis l'a dispatché illicitement sous un faux étiquetage au cours de l'hiver 2008. Au total, 72 kg de substances pathogènes hautement dangereuses, classées parmi les armes bactériologiques, ont été envoyés vers 16 laboratoires de quatre pays.

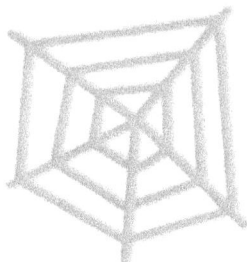

En février 2009, un contrôle sur le matériel considéré comme candidats vaccins (vaccin d'essai) a provoqué la mort d'animaux témoins utilisés par Bio-Test en République Tchèque, l'un des destinataires de cette pestilence. Ce contrôle a révélé le haut potentiel de dangerosité de cette livraison illicite. Mais rien n'arrête le processus en route puisque quelques mois plus tard, en mai - juin 2009, Baxter collabore avec l'OMS et l'institut de pathologie de l'armée américaine à l'élaboration du virus H1N1.

Le 20 mai 2009, Alois STOGER, ministre autrichien de la Santé, répondant aux parlementaires précisa qu'il ne s'agissait pas d'une défaillance bio-sécuritaire, mais d'une simple infraction au code vétérinaire, de ce fait les autorités sanitaires autrichiennes n'ont pas jugé utile d'intervenir plus avant. Pas plus que l'OMS et l'Union européenne ne se sont décidées à relever et officialiser l'incident. Alors qu'à minima elles auraient dû diligenter une enquête pour répertorier et localiser l'origine de ce matériel génétique viral, une substance hautement pathogène transportée sous une fausse appellation.

LES RISQUES BACTÉRIOLOGIQUES VRAIS OU SUPPOSÉS FONT L'OBJET DE TOUTE L'ATTENTION DES ÉTATS

En avril 2009, Jane BURGERMEISTER a entrepris en Autriche des poursuites contre Baxter AG et Avir-Green-Hills-Biotechnology pour avoir produit un vaccin contaminé. De plus, elle a entrepris une action judiciaire internationale[74] contre l'OMS, l'ONU et contre plusieurs hauts responsables politiques pour préparation au bioterrorisme. Un risque bien réel, identifié comme tel dès le 28 janvier 2003 par George BUSH[75] lorsqu'il présente dans son discours sur l'état de la nation le projet « *BioShield* » (Bouclier contre le risque biologique). Un programme financé pour une durée indéterminée, doté d'une autorité permanente chargée de développer des mesures médicales pour lutter contre le bioterrorisme.

DES DÉCRETS CENSÉS PROTÉGER LES POPULATIONS CONTRE DE SUPPOSÉES MENACES PANDÉMIQUES

Dans la nuit du 16 au 17 décembre 2006, à l'insu des membres de la Commission de la Chambre des représentants ayant approuvé la proposition de loi *BioShield*, la Division E de cette nouvelle autorité ajoute de son propre chef une autre

---

[74] **Grippe A – VIRUS H1N1 ou Arme de Destruction massive ?**
http://www.lepouvoirmondial.com/media/01/01/306696183.pdf
[75] Ancien directeur de la CIA 1976-1977. Membre de SKB et du CFR.

réglementation – *The public readiness and Emergency Preparedness-Act-Defense-Appropriations-Bill-HR-2863*. Dans la partie b, il est précisé que le secrétaire général du Department of Health and Human Services - HHS - peut décider à tout moment qu'une « *maladie ou un état de santé* » représente une menace pour la santé publique. Dès lors, il peut prendre toutes mesures préventives qu'il jugera utiles : campagne obligatoire de vaccination, de prise de médicaments, isolement de la population dans des camps... des décrets censés protéger les populations contre une supposée pandémie. Forte de son autorité étatique, **la Division E libère de toute responsabilité juridique les groupes pharmaceutiques** susceptibles de procurer les produits exigés par ladite supposée pandémie. Même s'il s'avérait par la suite que les substances utilisées à cet effet ont été préalablement classifiées comme dangereuses pour la santé publique. Source – **Infowars** du 10/7/09.[76]

À LA RECHERCHE DES COMBINAISONS GÉNÉTIQUES DE SOUCHES VIRALES LES PLUS EFFICACES

Au chapitre 18, au sous-titre – L'on déterre les morts pour préparer la prochaine pandémie – nous décrivons comment l'équipe de J. TAUBENBERGER de l'institut de pathologie de l'armée américaine a procédé pour retrouver en Alaska le virus H1N1 de la grippe dite espagnole de 1918. Pourquoi avoir entrepris cette fouille pour déterrer des tissus humains contaminés par la grippe dite espagnole, conservés dans le pergélisol du Grand Nord ? Parce que le virus actuel H5N1 trop foudroyant n'a pas le temps de se propager, alors que le H1N1 de 1918, objet à l'époque d'une première manipulation génétique possédait cette capacité. En combinant le matériel génétique des deux souches virales, voire d'une troisième ou quatrième, comme celle du H2N2 de la grippe asiatique de 1957, 1 million de morts,

---

[76] http://www.infowars.com/the-truth-about-the-flu-shot/

et/ou celle du H3N2 de la grippe de Hong Kong, également 1 million de morts, l'on obtient leur mise en synergie pour atteindre le but pandémique fixé.

LE H1N1 EST UNE ÉNIGME POUR LES VIROLOGISTES

La revue Nature du 30 avril 2009 cite les propos d'un spécialiste « *D'où diable sortent tous ces gènes, nous n'en savons rien* ». L'analyse exhaustive de ce virus démontre qu'il contient des gènes du virus H1N1 de la grippe de 1918 – ceux de la grippe aviaire – et ceux de deux nouveaux virus eurasiens H3N2.

Ils n'en sont pas à leur premier coup d'essai, assurés d'obtenir la protection des États

Lors de la grande panique de grippe dite porcine en 1976, ressemblant étrangement à l'attaque de l'actuelle grippe du même nom, près de 46 millions de Nord-Américains furent vaccinés. 4000 d'entre eux finirent par obtenir des dommages-intérêts s'élevant à 3,5 milliards de dollars. La plupart pour des problèmes neurologiques et des décès consécutifs à cette vaccination. Sur la base du Rapport d'Allen L ROLAND, Mike WALLACE a mis en porte à faux le responsable du Center for Disease Control (CDC) lors de l'interview « *60 Minutes* », l'objet d'une seule diffusion ! Par ailleurs, la compagnie Baxter a été impliquée dans deux scandales liés à des décès. Le premier incident a eu lieu en 2006, quand des éléments hémophiles ont été contaminés par le virus VIH. Cette contamination s'est produite lors de l'injection à des dizaines de milliers de gens, dont des milliers d'enfants, du vaccin H1N1 contre la grippe porcine. Malgré l'officialisation de la contamination, la firme Baxter a pu poursuivre la diffusion du vaccin contaminé par le VIH car en 2009 les fabricants de vaccins avaient obtenu par décret l'**immunité** juridique.[77] Ils ont pu ainsi court-circuiter toute poursuite judiciaire.

QUE FAIRE EN CAS DE TRAITEMENTS MÉDICAUX IMPOSÉS PAR LES POUVOIRS PUBLICS AFFILIÉS À L'OMS ?

Les ministères de la Santé des 194 États-nation soumis à l'influence et aux ordres de l'OMS, peuvent décider d'imposer la vaccination ou tout autre traitement à l'ensemble des populations, de l'enfant au vieillard, que faire dans ce cas ? Il faut revendiquer la protection de l'article 3 de la Déclaration universelle des Droits de l'homme et impliquer la responsabilité du corps médical, en établissant une attestation à présenter au personnel du corps médical, en voici un exemple :

> Je, docteur…
>
> Mon numéro d'enregistrement auprès de l'Ordre des médecins est…
>
> Ma spécialité médicale est…
>
> Ou Bien, je suis infirmier/infirmière au nom de… mon numéro d'enregistrement professionnel est …
>
> Mon engagement en tant que vaccinateur et professionnel de la santé. « Je connais tous les

---

[77] **Scandale : Les fabricants de vaccins contre la grippe H1N1 viennent d'obtenir l'immunité juridique**
http://archives-lepost.huffingtonpost.fr/article/2009/08/10/1652121_scandale-les-fabricants-de-vaccins-contre-la-grippe-h1n1-viennent-d-immunite-juridique.html

bénéfices et les risques du vaccin que j'administre et j'atteste qu'il est absolument exempt de tout produit, élément ou substance susceptible de présenter un caractère toxique pour le patient. Tel que l'aluminium – le Thimérosal (sel de mercure contenant du mercure dans la proportion de 49,6 %, autorisé pour la plupart des vaccins de la grippe) – le squalène – la gélatine hydrolysée animale issue de débris d'abattoirs (ovins, porcins, bovins) – le sérum bovin ou fœtal de veau, d'autres animaux, d'être humain – le phénoxyéthanol – les cellules cancérisées – les enzymes porcins – la formaline (à 37 % formaldéhyde, ou formol) – l'albumine de sang humain – le phénol – le sorbitol – ou le gp120.

De fait, je deviens responsable de tous les effets secondaires qui pourraient survenir à la personne au nom de... qui est domiciliée à l'adresse suivante... après l'administration du vaccin (nom et n° du lot...) J'ai bien examiné la personne ci-dessus mentionnée et je peux confirmer que son état de santé est adéquat et qu'elle peut recevoir le vaccin. Je considère que le vaccin protégera cette personne de la maladie pour laquelle je la vaccine.

Signé à... le...

Signature du vaccinateur...

Signature de la personne vaccinée ou tuteur....

Témoin de la vaccination...

Identification du lieu de vaccination... ».

CHAPITRE 8

CITATIONS MÉDICALES SUR LES VACCINATIONS

AUTANT DE PATHOLOGIQUES ET COMBIEN DE VIES GÂCHÉES À CAUSE DE LA VACCINATION

« *Les vaccins donnent les maladies, en créent de nouvelles et propagent la mort. La preuve scientifique qu'une provocation artificielle d'une maladie empêche l'apparition d'une maladie naturelle n'a jamais été établie. Comme médecin, je m'élève contre ces vaccinations et proteste contre le mythe de Pasteur* ». Dr Paul-Émile CHEVREFILS.

« *Je suis fermement convaincu que la vaccination ne peut être montrée comme ayant quelques relations logiques avec la diminution des cas de variole. La plupart des personnes sont mortes de la variole qu'elles contractèrent après avoir été vaccinées* ». Dr J.W. HODGE, son livre, The Vaccination Superstition.

« *Plusieurs auteurs allemands ont décrit la relation entre la sclérose en plaques et les vaccinations contre la variole, la typhoïde, le tétanos, la poliomyélite et la tuberculose* ». British Medical Journal 1967.

« *Certaines souches de vaccins peuvent être impliquées dans des maladies dégénératives telles que l'arthrite rhumatoïde, la leucémie, le diabète et la sclérose en plaques* ». Dr G. DETTMAN, Australian Nurses Journal.

En 1992, une étude publiée dans The American Journal of Epidemiology a démontré qu'un enfant a huit fois plus de chance de mourir, trois jours après avoir reçu le vaccin DCT (diphtérie, coqueluche et tétanos, poliomyélite) qu'un enfant non vacciné.

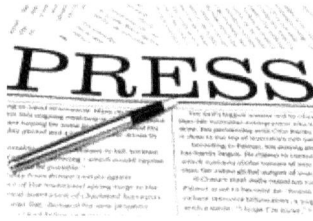

« *Sur les 3,3 millions d'enfants vaccinés annuellement aux États-Unis avec le DCT* (vaccin combiné coqueluche, diphtérie, tétanos, poliomyélite et méningite, obligatoire dans la plupart des États américains) – *16 038 démontrèrent des crises aiguës et des pleurs persistants, ce qui est considéré par plusieurs neurologistes comme l'indication d'une irritation du système nerveux central – 8484 eurent des convulsions – 8484 furent en état de choc dans les 48 heures suivant l'injection du DCT* ». Drs Allan HINMAN and Jeffrey COPELAN – Journal of the American Medical Association.

« *2/3 des 103 enfants décédés de la mort subite du nourrisson avaient reçu le vaccin D.T.P. (vaccin identique au DCT, 3 injections à un mois d'intervalle, administrées à partir de 2 mois) dans les 3 semaines précédant la mort. Certains même étaient morts le lendemain* ». Dr TORCH – Neurology - 1982.

« *La présence d'un œdème cérébral chez des enfants en bas âge qui meurent peu de temps après une vaccination contre l'hépatite B est inquiétante… Les enfants de moins de 14 ans ont plus de chance de mourir ou de souffrir de réactions négatives après avoir reçu le vaccin de l'hépatite B que de contracter la maladie* ». Dr. Jane

ORIENT, médecin, directrice de l'Association des médecins américains et des chirurgiens. « *Le pire vaccin de tous est celui contre la coqueluche.* [...] *Il est responsable d'un grand nombre de morts et d'un grand nombre de dommages cérébraux irréversibles chez les nouveau-nés* ». Dr KALOKERINOS – may 24, 1987 – Sun well Tops.

« *Toute vaccination est susceptible de provoquer une encéphalite légère ou grave* ». Dr. Harris COULTER – Vaccination Social Violence and Criminality.

« *C'est une véritable épidémie [...] Il est grotesque de prétendre qu'il n'existe aucun lien entre l'autisme et la vaccination, sauf des coïncidences. La vérité est que des enfants sont blessés par les vaccinations* ». Dr Bernard RIMLAND director et founder of Autism Research Institute of San Diego.

« *La quasi-totalité des cas de poliomyélite recensés aux U.S.A, de 1980 à 1994 a été causée par l'administration du vaccin oral atténué* » – Dépêche AFP, 1ᵉʳ février 1997.

« *Contrairement aux croyances antérieurement établies à propos des vaccins du virus de la polio, l'évidence existe maintenant que le vaccin vivant ne peut être administré sans risque de produire la paralysie… Le vaccin viral vivant de la polio transporte en lui-même le risque de produire la polio paralytique chez les individus vaccinés ou leurs contacts* ». Dr SALK – **Celui là-même qui a introduit le vaccin original de la polio dans les années 1950.**

« *Une équipe médicale du Baylor Collège à Houston a retrouvé le virus SV 40 dans les tissus de patients souffrant de tumeurs du cerveau et de mésothéliomes. Ce virus, reconnu cancérigène, a ainsi été injecté à 30 millions de personnes à travers le monde par le vaccin contre la polio…* »

– Science et Vie, décembre 1996.

« *Les vaccins peuvent causer l'arthrite chronique évolutive, la sclérose en plaques, le lupus systémique érythémateux, le Parkinson et le cancer* ». Pr R. SIMPSON de l'American Cancer Society.

« *Allons-nous échanger la rougeole contre le cancer et la leucémie* ». Dr MENDELSOHN.

« *L'effet patent des vaccins est de favoriser la mort* ». Pr Louis Claude VINCENT.

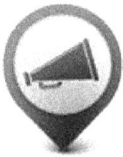

CITATIONS MÉDICALES SUR LES VACCINATIONS – EFFET SUR LE SYSTÈME IMMUNITAIRE

« *Les vaccinations en bas âge ne peuvent pas aider, car elles ont des effets dangereux sur le système immunitaire de l'enfant laissant peut-être ce système tellement atteint qu'il ne peut plus protéger l'enfant durant sa vie, ouvrant la voie à d'autres maladies consécutivement à une dysfonction immunitaire* ». Drs H. BUTTRAM et J. HOFFMANN.

« *Le système immunitaire s'avère particulièrement endommagé à la suite de vaccinations de routine... [...] Le capital immunologique se trouve substantiellement amoindri chez les nombreux enfants soumis aux programmes vaccinaux courants* » – Le Concours médical 20 janvier 1974.

« *C'est une grande insulte faite au système immunitaire d'un enfant que d'introduire dans son sang des protéines étrangères ou les virus vivants dont sont composés les vaccins aujourd'hui* ». Dr MOSKOWITZ.

« *Un virus, même atténué, peut reprendre sa virulence. C'est notamment le cas du virus polio vaccinal, qui redevient pathogène après son passage dans l'intestin*[78] *et contribue à contaminer l'entourage. Les cas de polio chez les contacts des vaccinés par le vaccin oral sont bien connus. Il n'existe aucune souche vaccinale issue des singes qui soit dépourvue de virulence neurologique* ». Dr GARCIA SILVA – Le Maroc Médical n° 43.

« *Nous retrouverons toujours les mêmes remarques concernant les effets défavorables des vaccinations. Une vaccination, quelle qu'elle soit, est toujours, biologiquement et immunitairement parlant, une offense pour l'organisme* ». Pr R. BASTIN – Concours médical, Ier février 1986.

« *Les végétariens prétendent depuis toujours que l'ingestion de la chair des animaux introduit petit à petit chez l'homme la bestialité de l'animal abattu... Qui parle ici d'ingestion ? ... Il est injecté à travers la peau, échappant à son contrôle... Les compères C. et G. (Calmette et Guérin) n'ont pas pris l'animal au hasard. Ils ont choisi la vache. Ce paisible bovidé devient lentement mais sûrement le lien analogique et quasi parental de la grande famille des Français...* » Dr Jean ELMIGER – La Médecine retrouvée.

« *Les scientifiques et les médecins s'attribuent la gloire d'une évolution qui est due en réalité aux plombiers et aux paysans ! C'est grâce à eux que s'est développée une meilleure hygiène et que l'on a pu avoir une meilleure nourriture [...] Avec une bonne nutrition, vous vous assurez un bon système immunitaire et vous n'êtes plus la proie des maladies* ». Peter DUESBERG – professeur de biologie moléculaire et cellulaire à l'université US de Berkeley.

« *J'appelle ça de la vaccinnomanie. Nous sommes arrivés à un point qui n'est plus défendable sur le plan scientifique. Introduire de*

---

[78] Voir la genechimérisation – Point clé, chapitre 4.

nouveaux vaccins dans le corps sans savoir comment ils pourront affecter dans le temps les fonctions du système immunitaire frise la criminalité ». Nicholas REGUSH, journaliste médical.

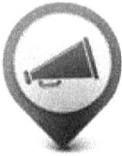

CITATIONS MÉDICALES SUR LES VACCINATIONS – AVIS SUR L'INEFFICACITÉ ET L'INUTILITÉ DES VACCINS

« *Pendant 23 ans, j'ai observé que les enfants non vaccinés étaient plus sains et plus robustes que les enfants vaccinés. Les allergies, l'asthme et des perturbations comportementales étaient clairement plus fréquents chez mes jeunes patients vaccinés. D'autre part, les premiers ont souffert plus souvent ou plus sévèrement de maladies infectieuses que les autres* ». Dr Philip INCAO.

« *En 1945, la Hollande était le pays d'Europe le plus touché par le fléau tuberculeux. En 1974, sans jamais avoir eu recours au BCG, la maladie y était totalement éradiquée. À l'inverse, le fléau tuberculeux reprenait de la vigueur partout où le BCG est encore pratiqué* ». Bulletin n° 1 de 1974 – Statistique du ministère de la Santé publique et de la Sécurité sociale.

« *Dans plusieurs pays en voie de développement, on s'était imaginé qu'avec une seule campagne de vaccination on arriverait à résoudre le problème. Or, dans plusieurs de ces pays, la fréquence de ces maladies a augmenté, allant même jusqu'à quintupler depuis la vaccination* ». Pr LEPINE – Médecine praticienne n° 467.

« *Le déclin du tétanos en tant que maladie commença avant l'introduction de l'anatoxine dans la population* » – Medical Journal of Australia 1978.

« *Après l'échec retentissant du vaccin anti poliomyélite SALK (utilisant un virus inactivé). Il fut tout de même utilisé en 1955, lors d'une campagne de vaccination de masse aux États-Unis sur 90 millions d'Américains. Au Massassuchets, 75 % des cas paralytiques avaient pourtant reçu 3 doses ou davantage du vaccin. Une parade géniale fut trouvée pour sortir l'industrie du médicament du pétrin lorsqu'on décida d'appliquer de nouvelles normes pour l'établissement du diagnostic de la polio* ». Pr GREENBERG.

« *Les vaccinés, loin de constituer un barrage protecteur vis-à-vis des non-vaccinés, sont au contraire dangereux et peuvent contaminer le reste de la population, puisqu'il est prouvé qu'ils peuvent être porteurs et transmetteurs de virus poliomyélitiques par voie intestinale, et peut-être par d'autres voies...* » Dr Yves COUZIGOU.

« *Ce n'est pas une pratique médicale sensée que de risquer sa vie en se soumettant à une intervention probablement inefficace, afin d'éviter une maladie qui ne surviendra vraisemblablement jamais* ». Dr Kris GAUBLOMME.

« *La vaccination est le modèle de l'incertitude, des interactions et relations imprévisibles. Elle se situe aux antipodes de l'esprit scientifique. Toute vaccination est un scandale si on la considère sur un plan scientifique. Comme dans les livres saints, le dogme est installé sans faille* ». Dr Jacques KALMAR.

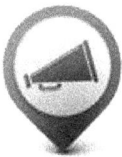

CITATIONS MÉDICALES SUR LES VACCINATIONS – MANIPULATION ET CRÉDULITÉ DE LA GRANDE MULTITUDE, MENSONGES ET DISSIMULATION[79]

« *Les français, manipulés et désinformés en sont venus à considérer l'acte vaccinal comme le baptême : hors vaccin pas de salut. Or, il*

---

[79] **VACCINS : fraude, mensonges et dissimulation**
http://www.neosante.eu/newsletter/lettre_hebdo/newsLetterHebdo20130213.html

n'a jamais été prouvé scientifiquement que les vaccins étaient efficaces et sans danger... Le principe de la vaccination constitue la plus monstrueuse erreur médicale et scientifique du siècle ». Dr Louis de BROUWER – Vaccination erreur médicale du siècle.

« *Le lancement du BCG est un modèle de gangstérisme économique, une gigantesque et malhonnête opération commerciale. Rien ne manque au scénario : un inventeur farfelu – des expériences de laboratoire truquées – un vernis pseudoscientifique – des statistiques tronquées – une publicité éhontée – l'appui acheté des mandarins – et, suprême astuce, la gratuité du produit... financé par le contribuable ! Tout cela ne sort pas de l'ordinaire – le public français est habitué aux scandales. Mais ce qui est propre au BCG, et qui atteint les sommets du machiavélisme, c'est l'ultime manœuvre, réussie, de coercition diabolique imaginée par les promoteurs, le Conseil de la République, obligation vaccinale pour le BCG* ». Dr Jean ELMIGER – La Médecine retrouvée.

« *Depuis 1957, l'OMS ne recense dans les statistiques que les formes paralytiques de poliomyélite, alors qu'avant la vaccination, toutes les formes de polio étaient incluses, ce qui permet de faire apparaître une régression des cas, ce qui est loin d'être la vérité* ». Dr SCHEIBNER – Expert australien.

« *Les campagnes publicitaires en faveur des vaccins représentent un endoctrinement type lavage de cerveau... On utilise tout d'abord la désinformation, avec trucage des chiffres statistiques et amalgame savant de l'effet protecteur du vaccin avec d'autres affections et une annonce de possibilité de contagion totalement fantaisiste. Ensuite, on sème la terreur, pour faire croire à l'ensemble de la population que telle maladie est effroyable, mettant au même rang de gravité une banale rougeole et une poliomyélite paralysante. Ensuite, on procède à la banalisation de l'acte vaccinal* ». Dr Alain SCOHY – n'était-ce pas une réalité en 2009 -2010 !

« *Le drame c'est que les hommes soient aveugles au point de ne plus être accessible qu'à l'erreur. Et les hôpitaux, les cimetières sont pleins de gens qui ont accepté, avec satisfaction, de se laisser assassiner stupidement par la malveillance de la seule force qu'ils ont cultivée avec soin, la force de leur IGNORANCE* ». Dr Jacques KALMAR.

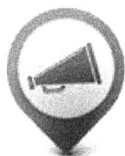

CITATIONS MÉDICALES SUR LES VACCINATIONS – L'IMPACT PSYCHOLOGIQUE SUR LE GRAND PUBLIC

« *On a mené une campagne à la hussarde. On a violé la conscience des gens. Même les grands-mères de 80 ans venaient réclamer leur vaccin !* » Pr Alain FISCH.

Rappel « *Les vaccinations ne sont que d'abominables mystifications hygiéniques qui ont déconsidéré la science et la pratique de l'art de guérir en décimant l'humanité pour enrichir les commanditaires des vaccinations* ». Dr Hubert BOENS.

« *L'ânerie humaine est la source des pires catastrophes... »* – Montaigne – *« Mais aussi une mine d'or inépuisable pour qui sait l'exploiter* ». Dr TOULET.

« *Les idées pasteuriennes propagées et enseignées comme un catéchisme d'enfant de chœur font reculer l'intelligence et donc la civilisation* ». Dr René DUFILHO.

« *Je crois qu'il faut cesser d'incriminer les vaccins dans la survenue de la mort subite inexpliquée du nourrisson. C'est mauvais pour le moral de la population vaccinée... et pour celui des vaccinateurs* ». Dr Patrick TOUZE. Pédiatre.

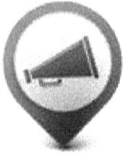

CITATIONS MÉDICALES SUR LES VACCINATIONS – ININTELLIGENCE ET MANQUE DE PERSPICACITÉ D'UNE GRANDE PARTIE DU CORPS MÉDICAL

« *Quand un autobus dégringole un ravin avec 40 écoliers à son bord, le drame fait la une des journaux dans le monde entier. Les centaines d'enfants tués chaque année par le B.C.G restent anonymes... La poule aux œufs d'or de l'Institut P... Finirait sûrement en court-bouillon ! Le corps médical ne doit en aucun cas en être informé...* » Dr Jean ELMIGER – La Médecine retrouvée.

« *Peu de médecins sont disposés à attribuer un décès ou une complication à une méthode[1] qu'ils ont eux-mêmes recommandée et à laquelle ils croient* ». Pr Georges DICK – British Medical Journal, juillet 1971.

« *Apprenez ici une vérité terrible : chaque fois que vous entendez parler d'une affreuse mort d'enfant terrassé dans les premières semaines de sa vie par une méningite virale, vous êtes en droit de suspecter le BCG, même si l'autopsie a confirmé le diagnostic classique d'encéphalite virale foudroyante...* ». Dr Jean ELMIGER – La Médecine retrouvée.

« *Ne vous hâtez pas de faire tomber la fièvre de votre malade ; s'il souffre d'une affection virale, vous risquez de compromettre sa guérison* ». Pr André LWOFF – Prix Nobel de médecine.

« *Si le médecin responsable d'une telle horreur est conscient du rapport de cause à effet, il est un criminel éclairé, et un lâche pour n'avoir pas parlé. S'il ne saisit pas le rapport, il est un dangereux imbécile prêt à la récidive...* » Dr Jean ELMIGER – La Médecine retrouvée.

« *Les micro-organismes inoculés à travers toutes les barrières naturelles ont été bricolés de telle manière que la majorité des individus développe des pathologies chroniques dont* **les symptômes ne sont pas faciles à rattacher à leur cause initiale²** ». Dr Jacqueline BOUSQUET.

1 & 2 Voir au **chapitre 2** – Les effets secondaires des vaccins, à court et long terme, le schéma Vaccination aux multiples rappels – Pathologies dites mixtes difficiles à diagnostiquer.

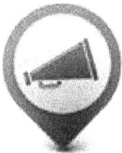

CITATIONS MÉDICALES SUR LES VACCINATIONS – L'IMMENSE RESPONSABILITÉ À CHARGE DU MILIEU POLITIQUE

« *Si le principe de la vaccination était concevable au début du 20ᵉ siècle du fait que le monde médical et scientifique ignorait pratiquement tout de la biologie moléculaire, des virus et rétrovirus endogènes et même exogènes et du principe de la recombinaison de ces derniers, il en va tout autrement depuis quelques décennies. Continuer à vacciner des populations entières, depuis 1978, des centaines de millions d'individus, constitue non seulement une erreur, mais également un acte criminel, véritable génocide, à l'échelle planétaire* ». Dr Louis de BROUWER – Sida, le vertige, éditions Louise Courteau.

« *L'introduction volontaire et non nécessaire de virus infectieux dans un corps humain est un acte dément qui ne peut être dicté que par une grande ignorance de la virologie et des processus d'infection.* [...] **Le mal qui est déjà fait est incalculable** ». Pr R. DELONG, Virologue et immunologue de l'université de Toledo aux États-Unis.

« *Les hommes politiques sont donc désormais responsables et coupables. Leur culpabilité repose sur le fait qu'ils ont en main toutes les informations sur le système actuel. Ils savent parfaitement que l'expertise fonctionne à sens unique. Ils connaissent la collusion entre les experts et les vendeurs. **Ils acceptent cet état de choses. Les dirigeants politiques ont des comptes à rendre** ». Dr LACAZE.

« *Si nous continuons à généraliser et multiplier l'emploi des vaccins, on peut concevoir que d'ici quelques décades une pathologie nouvelle, celle de sociétés vaccinées, verra le jour* ». Pr P. DÉLOGE – Tendance de la médecine contemporaine 1962.

« *La vaccination est la plus grande escroquerie médicale de tous les temps* ». Pr Jules TISSOT.

« *Que la vaccination soit obligatoire ou non obligatoire, vacciner de force c'est violer, y collaborer est meurtrier* ». Dr Guylaine LANCTOT.

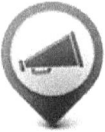

CITATIONS MÉDICALES SUR LES VACCINATIONS – VACCIN GRIPPAL

« *L'évidence suggère que les personnes vaccinées contre la grippe ont approximativement 10 fois plus de chance de contracter le syndrome de Guillain-Barré[80] que ceux qui n'ont pas été vaccinés* ». Center for Control Diseases (CDC) 1977.

« *Le risque de souffrir de complications sérieuses provenant des vaccins contre la grippe est beaucoup plus grand que la grippe elle-même* ». Dr William FROSEHAVER.

---

[80] Ce sont des troubles neurologiques, une atteinte inflammatoire (démyélinisation ou destruction de la gaine des nerfs, similitude avec la sclérose en plaques) des racines rachidiennes des nerfs, d'où des paralysies flasques symétriques, diffuses touchant les membres et la face, les premiers troubles touchent les membres inférieurs.

« *Il n'y a pas de raison de croire que le vaccin de l'influenza* (grippe) *soit capable de prévenir ou de diminuer la maladie. Ceux qui fabriquent ce vaccin savent qu'il ne sert à rien, mais ils continuent à le vendre tout de même* ». Dr Anthony MORRIS – anciennement chef du Contrôle des vaccins du gouvernement des États-Unis.

CHAPITRE 9

CORRÉLATION ENTRE VACCIN ET SIDA

L'origine du SIDA n'est pas celle que l'on veut faire croire au grand public. Il est nécessaire de faire une investigation poussée, une étude scientifique, pour la découvrir. C'est ce qu'ont fait deux journalistes d'investigation Tom CURTIS et Edward HOOPER. Ce dernier est l'auteur d'un remarquable ouvrage d'un millier de pages « *The River* » rédigé après 17 années d'enquête.

LA PLUS GRANDE CATASTROPHE SANITAIRE DE TOUS LES TEMPS

Ce mal trouve son origine géographique au Congo Belge dans les années 1950 parmi les multiples expérimentations vaccinales sur la poliomyélite. Là-bas, à l'abri des regards de l'occident, plus d'un million de doses vaccinales à base de reins de singe ont été administrées par voie orale sur la population africaine, particulièrement docile à ces expérimentations machiavéliques. Les conséquences furent désastreuses : 26 millions de morts, 40 millions d'individus infectés, **le Continent africain dévasté**. Puis, ce fléau s'est étendu au reste du monde, avec 34 millions de gens contaminés.[81]

---

[81] **Les Origines du Sida**
https://www.youtube.com/watch?v=yC1kgmdChyE

Les multiples expérimentations de préparations vaccinales anti poliomyélite ont été faites en Afrique en 1959. À base de cellules de reins de singe (S-V40) dont les organes étaient probablement atteints d'immunodéficience (atteinte et destruction des cellules de l'immunité ou du système immunitaire – VIS chez le singe). Ce furent les éléments précurseurs du VIH ou SIDA chez l'homme, le point de départ de cette plaie pandémique à travers le monde.

Ce ne sont pas les cellules de singes qui sont la cause unique. **Ce sont les associations cellulaires** de reins de singe – de substances fœtales du veau – ou bile de bœuf. Et toutes les molécules néfastes de la composition vaccinale (aluminium, mercure, formol…) **qui au contact des cellules intestinales de l'homme se sont recombinées, chimérisées**. Elles se sont ainsi transformées en cellules et virus hybrides, **en souches mutantes, destructrices du système immunitaire**. Jusqu'à atteindre une situation immunocompromise ouvrant la porte à diverses maladies, dont le SIDA (voir la genechimérisation, chapitre 3 - Point clé – au chapitre 4 : Nocivité des additifs de la composition vaccinale).

CHAPITRE 10

LE CARTEL OCCULTE EST À L'ORIGINE DE LA VACCINATION DE MASSE POUR INTRODUIRE LE SIDA ET D'AUTRES SOUCHES, À DES FINS D'ÉRADICATION DE MASSE

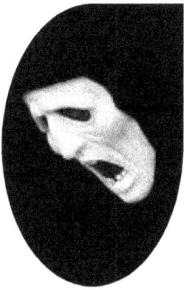

Ce qu'a démontré le docteur Leonard HOROWITZ chercheur indépendant, diplômé en santé publique de Harvard, titulaire d'une maîtrise en sciences comportementales, auteur de 10 ouvrages et 80 articles pour diverses revues scientifiques. Il rédigea son propre livre, peu connu en France, la guerre des virus (Lux diffusion, Paris). En voici les principaux extraits, sous forme d'un résumé chapitre par chapitre.

Chapitre 1. Un virus initialement développé pour la recherche d'armes bactériologiques. Au cours des six dernières années, plus de 6 experts de renommée mondiale ont affirmé que le VIH (virus corrélé au SIDA) avait été développé pour la recherche d'armes bactériologiques et directement propagé sur les populations avec le soutien de l'USPHS (US Public Health Service) et de l'OMS. Le Dr Robert STRECKER mentionne un document de 1969 du Sénat américain dans lequel l'on demande 10 millions $ d'affectation pour mettre au point de virus de la famille VIH, en voici un extrait littéral :

« *D'ici à cinq ans, il sera sans doute possible de produire un nouveau microorganisme infectieux, différent par certains aspects importants de tous les organismes connus, capables de provoquer des maladies. Le plus important de ces aspects est que ce microorganisme pourrait résister aux défenses du système immunitaire et aux procédés thérapeutiques assurant* (habituellement) *notre relative protection contre les infections* ».

Chapitre 2. Des documents extraits des archives de l'OMS font état que **les** agences américaines CDC et NCI à l'origine de la recherche virale prépondérante (1960-1970) recevaient directement et exclusivement de l'OMS des souches virales prototypes. En 1969 – 592 laboratoires en virologie, dont 120 sont pilotés par l'OMS dans 35 pays, ont mis au point 70.000 virus répertoriés selon le principe de publication de l'époque. En une seule année, 2514 souches virales, 1888 ampoules de vaccins expérimentaux et des centaines de cultures cellulaires expérimentales ont été échangées.

Chapitre 3. La communauté scientifique mondiale sonne l'alerte contre la recherche sur les armes bactériologiques. Richard NIXON mentait, une fois de plus, en affirmant que de telles recherches avaient été suspendues dès après la signature des accords de Genève en 1970. En fait, dès mars 1970, des consultants de l'OMS déclarent leur conviction de l'utilisation d'agents biologiques sur divers groupes humains, dans un cadre militaire. Ils avertissent clairement du danger qu'un virus mutant apparaisse, se propage rapidement et produise une épidémie incontrôlable. Ils mettent en garde de l'initiative de produire dans les laboratoires des mutants à grande échelle, car le risque de fuite accidentelle pourrait entraîner des épidémies mortelles et massives.

Chapitre 4. L'objectif les défenses immunitaires. Depuis les années 1940, le laboratoire de Fort Detrick, dans l'État du Maryland, est le plus important centre militaire US de recherche de production d'armes bactériologiques. Il est rattaché à l'Institut

National du Cancer (N.C.I - National Cancer Institute), situé à Bethesda, tout près de Washington, la capitale fédérale. Il a mis au point les premiers virus et rétrovirus[82] destinés aux armes bactériologiques prévues pour la destruction des défenses immunitaires. Une production assurée en aval par CELL TUMOR BIOLOGY laboratory, dirigé par le Dr Robert GALLO – le découvreur officiel du SIDA.

En 1991, c'est également de Fort Detrick qu'ont disparu 27 récipients de pathogènes, dont des tissus animaux infectés après une expérimentation par le bacille de l'anthrax et le virus Ébola. En février 1992, une enquête interne n'a pas pu établir s'il s'agissait de perte ou de vol. Il a fallu attendre 18 ans pour connaître une partie seulement du rapport d'enquête, diffusé en janvier 2009 par le journal Hartford Courant du Connecticut. Lequel décrit l'ambiance étrange caractérisée par des luttes de clan entre scientifiques à propos de mesures de sécurité par trop laxistes, d'initiatives de recherches scientifiques entreprises la nuit, le week-end, en dehors des horaires autorisés.

En juillet 2009, cette fois ce sont plus de 9000 fioles contenant des agents hautement pathogènes (virus Ébola – charbon - toxines botuliques - virus de l'encéphalite…) qui ont disparu. Voir chapitre 15 – Perspective de nouvelle pandémie.

Chapitre 5. En analysant l'ouvrage connu et critique de Randy SHILTS – *And the band played on* – le Dr HOROWITZ indique de nombreux éléments qui soulignent le comportement ambigu du Dr GALLO à l'encontre des chercheurs d'autres pays.

---

[82] Virus dont le génome est constitué d'ARN, sa particularité est de posséder une enzyme qui permet la transcription de l'ARN viral du génome en molécule d'ADN complémentaire ADNC capable de s'intégrer à l'ADN de la cellule hôte. Il utilise ensuite, comme tout autre virus, la machinerie cellulaire des cellules de l'homme pour se répliquer.

Chapitre 6. Production effective d'un virus mutant.
LITTON BIONETICS finance les travaux de GALLO pour produire un virus simien provoquant divers types de cancers – leucémies – sarcomes... C'est en 1970, imbriqué dans cette funeste entreprise, qu'il présente à des militaires de l'OTAN un protocole de fabrication d'un virus mutant énuclé (sans noyau), greffé d'un ARN de leucémie de chat et d'un ARN de sarcome[83]

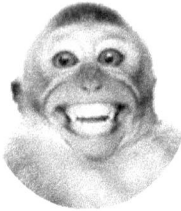

de poulet. L'ensemble ayant été cultivé sur globules blancs humains, dans **le but** de **pouvoir franchir la barrière des espèces**. C'est exactement ce que ce mutant est capable de faire – produire les nombreux symptômes spécifiques aux seuls individus atteints du SIDA !

Chapitre 7. Le Dr Robert STRECKER dit :

Comment et pourquoi le virus du SIDA a été produit synthétiquement.

• Pourquoi les théories du singe vert et du patient 0 n'ont aucun sens.
• Comment les militaires ont conçu leur plan de contrôle démographique

de la population mondiale par le moyen des armes bactériologiques.

---

[83] Le sarcome est une tumeur maligne se développant aux dépens du tissu conjonctif (tissu de soutien présent dans l'organisme) composée de cellules en prolifération, très active et ne donnant naissance qu'à des éléments pas complètement développés, à l'image du tissu embryonnaire. La principale caractéristique de ces cellules cancéreuses est leur facilité à envahir les tissus environnants, mais également à les disséminer loin de la tumeur primitive sous forme de métastases. Elles évoluent rapidement et l'on en distingue 2 types – selon qu'elles se développent sur le tissu conjonctif commun ou dans un tissu spécialisé. Les sarcomes représentent environ 2 % des cancers, majoritairement sur des sujets jeunes, dont le renouvellement cellulaire est plus rapide.

Chapitre 8. Le chaînon manquant. Parmi les docteurs GALLO - MONTAGNIER de l'Institut Pasteur - Donald FRANCIS du CDS-USA - Peter DUESBERG de l'Université de Californie - c'est finalement Max ESSEX d'Harvard qui fut le révélateur du chaînon manquant en découvrant le VIH2. Cette découverte permettait d'expliquer l'apparition du VIH1 en 1970. Toutefois, à l'origine, ce fut Gérald MYERS, chef de la section génétique moléculaire du SIC à Los Alamos Laboratory qui avait établi la corrélation entre V1H1 et V1H2.

Comment est-il possible que le VIH2, cet agent viral contaminant issu de singes de laboratoire, ait pu soudain apparaître chez les femmes africaines vaccinées, alors qu'il est inconnu chez les singes en liberté sur le même continent ? Selon le docteur Robert STRECKER, si le singe vert avait été responsable du SIDA, le taux de contamination aurait dû être plus élevé chez les pygmées que chez les populations urbaines. Or c'est le contraire qui s'est produit. En 1985, le Dr STRECKER expliquait aussi qu'un rapport entre le VIH et le singe était tout simplement, virologiquement parlant, absurde puisque l'un ne pouvait émaner de l'autre, d'autant plus, disait-il :

Ω - « *Qu'il n'existe aucun marqueur génétique dans le virus du SIDA typique du primate, et que ce virus ne peut pas se développer chez le singe* ». Il poursuit : *le virus du Sida est si différent de par sa structure de tout autre virus qu'il ne peut absolument pas avoir été formé par notre mère, la Nature* ».

Ce pathologiste américain soutient que le **SIDA est un virus fabriqué** par l'homme, et plus spécifiquement par les laboratoires de l'armée du gouvernement américain. Nous précisons sous l'emprise des réseaux d'influence et de corruption du cartel de la véritable gouvernance mondiale.

Chapitre 10. Le 29 juillet 1969, quelques jours après que le Département de la défense ait demandé 10 millions $ au Congrès pour financer la production de virus VIH ; le comité républicain, présidé par George BUSH[84] 41ᵉ président soulignait **l'urgence de la mise en œuvre d'opérations de contrôle démographique dans le tiers monde**.

Chapitre 11. Relate l'étonnant parcours de Henry KISSINGER. À Harvard, en 1955, dans son sujet de thèse de doctorat en philosophie, il affirme qu'il n'y aura jamais de paix sur la terre et se fait l'avocat d'un Ordre des nations à caractère économique. Une gouvernance financière qui pourrait être maintenue en créant de façon permanente de petits conflits épars, préparés de telle sorte qu'ils soient à l'avantage des financiers et des fabricants d'armes - y compris celles à orientation bactériologiques. L'on discerne ainsi aisément l'état d'esprit qui l'animait déjà à l'époque. Cette volonté affichée en faveur d'un nouvel Ordre mondial l'amènera aux plus hautes fonctions : directeur de la sécurité nationale – président de la LITTON Industrie armement – et de la LITTON Bionetics - armes bactériologiques – membre éminent du CFR – de la Commission Trilatérale – du Bilderberg Group.[85]

Chapitre 13. De 1970 à 1975, l'USAID – agence gouvernementale américaine qui fournit de l'aide humanitaire et l'aide au développement à d'autres pays – avec le concours de l'OMS – engage pour l'Afrique **un vaste programme de contrôle démographique et de vaccinations** l'objet de 733 études informatisées. Pendant ce temps, à New York, le laboratoire MSD procède à des essais de vaccins hépatite B atténués sur de jeunes homosexuels volontaires. Or, ce même laboratoire collabore étroitement avec les équipes de GALLO à NCI et à LITTON Bionetics.

---

[84] Membre de la secte SKB – du CFR – aux ordres du Bilderberg group.
[85] **Henry Kissinger veut le Nouvel Ordre Mondial / Ordo Ab Chao**
http://www.dailymotion.com/video/xo9cyn_henry-kissinger-veut-le-nouvel-ordre-mondial-ordo-ab-chao_news

Il ressort, que depuis 1970, un accord d'échange de vaccins hépatite B contaminés par VIH existait entre NCI (national cancer Institute) et le MSD. En 1977, L'OMS a entrepris une vaste campagne de vaccination auprès de plus de 100 millions d'Africains, en utilisant un mélange de vaccins contre la variole incluant le virus du SIDA.

Chapitre 14. Pendant que l'USAID, le CDC (centre pour le contrôle des maladies rattaché à l'US Public Health Services PHS), l'OMS et le MSD (Multi-Stakeholder-Dialogue – Dialogue des parties prenantes ou dialogue multipartite) participent à transformer les fonds publics destinés à la recherche en profits intégrables au compte de sociétés privées. Ce qui leur donne toute latitude pour conduire ces expériences de mort. De son côté, le Congrès américain subit des pressions pour blanchir le MSD et les fabricants de vaccins de toute responsabilité consécutivement aux nombreuses plaintes pour dommages corporels. De leur côté, les scientifiques proches du gouvernement US proclament leur foi en l'impérialisme américain disant que le racisme, la lutte des classes, la sécurité nationale, justifient diverses campagnes de vaccination dans le tiers monde pour en affaiblir les populations.

Chapitre 15. En 1975, le scandale du Watergate implique la CIA et déclenche une enquête par la commission. Ce qui permet par ailleurs de corroborer d'autres éléments et d'apprendre **la détention illégale de quantités de bactéries, virus et toxines mortelles en possession de l'armée** – division spéciale de Fort Detrick – qui avait l'intention de les utiliser pour des opérations secrètes. Cependant, KISSINGER et de nombreux décideurs parviennent à échapper à toute accusation.

Chapitre 16. Le directeur de la CIA, William COLBY et le chef de la section chimique de la CIA admettent qu'il est possible, voire probable, que la CIA ait utilisé à grande échelle des stocks de virus. Des substances initialement destinées aux chercheurs pour les campagnes de vaccinations des populations, en particulier en Ouganda -Afrique et à Bethesda -Maryland - USA. D'autre part, les membres du Congrès attestent que la CIA a reçu des « *poisons mortels* » élaborés par l'USPHS et acheminés à Fort Detrick pour servir à des opérations secrètes sur une population ciblée, y compris sur le territoire nord-américain.

Rappelons que le cartel d'esprits supérieurs à l'origine de ce plan machiavélique n'ont aucun état d'âme pour le concevoir et l'appliquer, ni aucun lien patriotique en acceptant que ces expériences se produisent dans leur pays d'origine. Développement dans notre livre « *Initiation & Sociétés secrètes* »

Chapitre 17. Il est relaté que de multiples expériences illégales, immorales et racistes, sont effectuées sur des populations qui ne se doutent de rien.

Chapitre 18. Le projet **Paperclip** (trombone)[86] est une opération top secret destinée à intégrer des officiers de santé et des scientifiques nazis au sein des agences de renseignements et de l'industrie de guerre US. Puis de les associer à d'autres spécialistes de diverses disciplines techniques et scientifiques pour exploiter pleinement leur expérience en aéronautique, en recherche nucléaire, en traitement de l'uranium, en guerre biologique et chimique. L'objectif initial était la lutte conte l'URSSS. Un document du 2 juin 1953 indique qu'à cette époque au moins 820 nazis sont entrés aux USA via l'opération Paperclip. Parmi eux, le général-major nazi Walter Emil SCHREIBER, l'homme qui a expérimenté sur des prisonniers juifs le gaz-gangrène, le virus du typhus, certaines drogues, l'eau glacée, les chambres de basse pression…

Ce criminel de guerre qui a pu ainsi échapper à la sanction de mort du tribunal de Nuremberg est affecté à l'école de médecine

---

[86] **L'opération Paperclip**
http://rr0.org/org/us/dod/Paperclip.html

de la Force aérienne, au Texas. L'autre général-major Kurt BLOME, un spécialiste de la guerre biologique et des expériences avec le vaccin de la peste est embauché au département chimie de l'armée US. Ainsi que Éric TRAUB chargé de superviser la guerre bactériologique. Ces collaborateurs recevaient à l'époque de l'ordre de 65.000 $ l'an, sans les primes, aux frais du contribuable. Ils devinrent d'éminents spécialistes du MMIC, un complexe industriel militaro-médical US. Ce regroupement de nazis sur le sol nord-américain est à l'origine de l'organisation GEHLER et du réseau MERCK. Deux services secrets nazis d'après-guerre qui en autres machinations ont pu blanchir les 300 millions $ qui provenaient de fonds militaires du IIIᵉ Reich afin de les attribuer au MMIC et à l'empire pharmaceutique MSD – Merk & Co.

Chapitre 19. En 1970, la visite de MOBUTU aux alliés de l'OTAN favorise les relations économiques de son pays avec les États-Unis. Les investissements dans l'exploitation minière américaine du Zaïre sont doublés. Mais, en 1975, le président zaïrois se retourne contre ses alliés, nationalise les entreprises étrangères, fait expulser les ressortissants américains, et finalement fait arrêter ou exécuter les agents de la CIA. L'année suivante, en octobre 1976, cinquante-cinq villages zaïrois sont touchés par le virus Ébola, faisant de nombreux morts.

Chapitre 20. En 1970 un accord secret a eu lieu entre l'OTAN, MOBUTU et l'OTRAG, pour une location de 270 000 km² à l'est du Zaïre, comprenant la servitude de 760 000 individus, à des fins militaro-industrielles.

Chapitre 21. Deux ouvrages américains « *Non-Fiction* » un best-seller du New York Times et « *The Hot Zone* » de Richard PRESTON, une fois passés au crible de la critique, mettent en évidence une indubitable volonté de désinformation visant à préparer les populations à de futures épidémies et de nouveaux virus –Marbourg – précurseurs d'Ébola – Reston...

Chapitre 22. L'auteur a pu mettre la main sur des rapports accablants publiés en 1971 et 1972, introuvables dans la plupart des bibliothèques, lesquels révèlent **la création de virus mutants capables de franchir la barrière des espèces** entre animaux et humains. Une pestilence génétiquement modifiée pour provoquer des cancers, cela en vue de mettre au point des vaccins anti-cancer qui de leur côté affaibliront le système immunitaire. Ce qui servit de prétexte pour les programmes de LITTON BIONETICS – laboratoire de biotechnologie – et toutes autres expériences honteuses menées au nom de la science.

Chapitre 23. Des épidémies mortelles parmi les personnels de divers laboratoires sont tenues sous silence, malgré la publication du Dr Seymour KALTER, du NCI, qui atteste que la fièvre hémorragique Marbourg est due à un virus fabriqué par l'homme.

Chapitre 24. La nouvelle épidémie survenue au Zaïre en 1996 à Kikwit apparaît comme étant identique à celle de 1976 dans sa forme et ses effets (chapitre 19). Entre temps, les laboratoires BIONETICS & HAZLETON Research labs ont été vendus à une filiale de DOW CORNING, dont le président souhaite du Congrès américain une loi mettant les laboratoires à l'abri des poursuites judiciaires éventuelles.

Chapitre 25. II est évident que les responsables du NCI et du NIH savaient depuis 1962 que les vaccins poliomyélite et hépatite B de MSD contenaient des virus vivants de singe susceptibles de provoquer à terme des cancers. Pire, ces vaccins sont toujours fabriqués et utilisés de nos jours. Pour des motifs politiques et financiers, les dirigeants sont demeurés silencieux et on étouffe toutes tentatives d'information en direction du public. Le résultat est que **tout individu ayant reçu un vaccin, c'est-à-dire à peu près tout le monde, est susceptible de développer un jour un cancer, une maladie neurologique ou un SIDA** – ou encore, par le biais de la procréation, de transmettre ce risque en héritage à ses enfants. (Voir au chapitre 3 – la genechimerisation – Point clé).

CHAPITRE 11

SIDA ET EBOLA, UN ALIBI POUR ÉRADIQUER LES POPULATIONS D'AFRIQUE

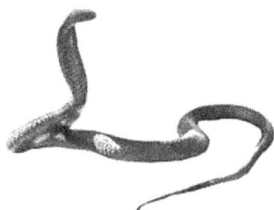

En été 1999, le Président de la République d'Afrique du Sud, Thabo M'BEKI, reçoit en privé le vice-président des États-Unis Al GORE – membre éminent du CFR – de la commission trilatérale – du Bilderberg group – il est venu pour négocier un reliquat de la drogue AZT à prix réduit, à prix d'ami !

L'AZT n'est pas une solution au SIDA, mais depuis vingt ans, une base de chimiothérapies au cancer. Un produit n'ayant jamais été homologué par la FDA – Food and Drug Administration – car trop toxique. Néanmoins, comme le moyen prévaut sur le résultat, elle reste un traitement officiel. Au comble des effets secondaires, l'AZT provoque une immunodépression, de l'anémie, des lymphomes, des hépatites toxiques... C'est pourquoi il est mis à l'index dans les pays occidentaux, mais revendu au tiers monde. La firme britannique Wellcome a gagné plus d'un milliard $ avec l'AZT alors qu'aucun patient n'a survécu ! Ce médicament a trop d'effets secondaires, il détruit toutes les cellules à croissance rapide, celles qui permettent à l'organisme de se défendre et de s'auto réparer à moyen terme. Au cours des premiers mois d'utilisation, l'AZT semble apporter une amélioration, puis peu à peu la mort lente s'installe.

En avril 1993, le magazine scientifique the Lancet a publié un rapport baptisé Concorde démontrant que l'AZT n'a aucun effet thérapeutique, qu'il nuit gravement à la santé. Le responsable des statistiques est mort peu de temps avant la publication des résultats, écrasé par un camion alors qu'il faisait du vélo.

Il existe des méthodes pour guérir du SIDA. Il s'est avéré que le virus du SIDA ne tolère pas de grandes quantités d'oxygène dans le sang. Il est possible de suivre un traitement à l'oxygène et à l'azote enrichi. On prélève du sang au malade, que l'on enrichit à l'ozone. Puis on le réinjecte peu à peu dans l'organisme. La thérapie à l'ozone – l'alimentation végétarienne – les antioxydants dont l'acide L - ascorbique - la simple vitamine C – une attitude saine envers la vie, activité, sentiments, pensées, ainsi qu'une aide médicale attentionnée – sont des remèdes efficaces qui empêchent la soi-disant maladie de progresser dans l'organisme. Source – Le Livre jaune n°6, Éditions Félix.

Octobre 1999. Le Président T. M'BEKI dénonce la toxicité de l'AZT qu'il considère comme une drogue, dans une conférence aux leaders des provinces mettant en avant l'importance de la littérature à ce sujet. De plus, il remet en question l'hypothèse officielle de l'origine du SIDA.

Novembre 1999. Le président CLINTON – membre du Bohemian's club – du CFR – de la commission trilatérale – du Bilderberg Group – promet que les États-Unis aideront les pays africains à obtenir les médicaments pour traiter le SIDA. Dans le même temps, l'ONU entame un programme pour procurer de l'AZT aux femmes enceintes séropositives du tiers monde.

Décembre 1999. Les Nations Unies, avec le soutien de l'UNICEF, déclenchent l'alarme sur l'expansion du SIDA en Afrique. Le 9 janvier 2000, le Conseil de sécurité de l'ONU se réunit avec ses 15 membres en session extraordinaire pour débattre du risque sanitaire et des conséquences du SIDA en Afrique. Le 3 février 2000, M'BEKI annonce un débat sur le SIDA au cours duquel il donnera la parole à des scientifiques indépendants, puis il envoie des invitations aux autres pays concernés.

Le 3 avril 2000. M'BEKI écrit simultanément à CLINTON et à d'autres présidents occidentaux pour faire part de sa position en dénonçant la censure sur l'opinion des scientifiques opposés à l'idée reçue sur le SIDA. Le 16 avril 2000, le programme Search For Solutions est diffusé dans 44 pays africains via le réseau intitulé « Carte blanche à M Net - le canal africain de télévision ».

Le 19 avril 2000. La réponse de CLINTON « *Le SIDA est une menace pour la sécurité nationale des USA* ». Cette déclaration classe le SIDA au niveau du terrorisme. Dans le même temps CLINTON annonce paradoxalement une augmentation de l'aide. Il y a quelques années, l'augmentation de la population dans le tiers monde avait été considérée comme une menace pour la sécurité nationale des USA. Toutefois les médias n'ont pas su, n'ont pas voulu, faire le rapprochement entre ces deux annonces contradictoires et planifiées.

6-7 mai 2000. Réunion des scientifiques à Pretoria Sud-Afrique. Un panel d'experts se constitue à parité d'opinion sur le sujet à traiter – l'on programme une autre réunion pour juillet.

Le 9 mai 2000. Les multinationales décident de réduire le prix des médicaments contre le SIDA pour l'Afrique et les pays en voie de développement, ces firmes ont par ailleurs beaucoup de difficulté à vendre ce type de production dans les pays riches, à l'exemple de l'AZT. Dans ce laps de temps, les scientifiques pro VIH essaient de faire annuler la conférence internationale sur le

SIDA prévue du 9 au 14 juillet 2000 à Durban, Afrique du Sud. La conférence a bien eu lieu, mais à huit clos et sans réel écho.

STRATAGÈME POUR UNE FAUSSE ÉPIDÉMIE DE SIDA

Ce stratagème en provenance de l'OMS s'est construit sous la pression des services d'épidémiologie des CDC – centre pour le contrôle des maladies rattaché à l'US Public Health Services PHS – et de l'EIS – la CIA médicale, sous influence des réseaux de la gouvernance mondiale occulte. C'est ainsi que l'OMS a admis un diagnostic épidémique sans test préalable pour les pays sous-développés, en se basant sur de simples observations cliniques – perte de poids de l'ordre de 10 % – diarrhée chronique – fièvres récurrentes de 30 jours – et une toux mineure.

L'autre moyen du stratagème est l'utilisation du **test ÉLISA** qui détecte à chaque coup gagnant 80 % de faux séropositifs. Ce que dénonce la plus importante revue médicale officielle le New England Journal of Medicine. Ce test est positif dans les cas de malaria – de tuberculose – dans la plupart des maladies infectieuses (dont la grippe) – ainsi que dans le cas de dénutrition – d'hépatite... Pourquoi donc continuer à pratiquer un test dont on sait assurément qu'il n'est pas fiable ? Piètre réponse : *Parce qu'il faut le vendre* !

Concernant les tests développés pour diagnostiquer le SIDA, l'on s'aperçoit que de nombreuses études ont été faites sans groupe de contrôle, ce qui est scientifiquement inadmissible. Un test comme ÉLISA présente de très nombreux faux positifs. Une étude récente de 1987 montre qu'il donne un pourcentage de 97 à 99 % de faux positifs dans des groupes qui ne sont pas considérés à risque. En fait, il n'est rien d'autre qu'un test détectant des maladies chroniques. Il peut en effet être positif dans toute une série d'affections comme la leucémie – l'hypogammaglobulinémie – le lupus érythémateux – la myasthénie – la sclérose en plaques – certaines tumeurs – les pathologies neurologiques liées à des troubles nutritionnels – la tuberculose – le paludisme – et 35 autres infections communes – sans compter la plupart des maladies auto-immunes.

Le test montre des faux positifs si l'échantillon de sang a été chauffé, gelé ou stocké pendant une longue durée. Dans l'une des études, 95 % des positifs ne contenaient aucun virus. L'autre test de confirmation du SIDA est le Western-Blot[87] – WB, dont on assure la pleine fiabilité. Pourtant, il a été déclassé par les travaux de scientifiques australiens, publiés en juin 1993 dans la revue Biotechnologie. En réalité, il donne également un très grand nombre de faux positifs. Malgré ces faits, la plupart des gens, par la force des choses, font confiance à ces tests sans se rendre compte qu'ils sont loin d'être fiables.

Depuis la parution de cette publication, aucune controverse officielle n'a été rendue publique. Le WB considéré fiable à 100 % présente des réactions croisées tout autant qu'ÉLISA. Les tests d'anticorps les plus perfectionnés du WB sont eux aussi remis en question pour leur imperfection. Dans de nombreuses situations normales ou pathologiques, mais indépendantes du virus VIH, ils ne mesurent qu'un taux élevé de protéines. Malgré tout, on considère ces processus de test comme les preuves irréfutables de la séropositivité consécutive à une soi-disant infection par le virus...

D'autre part, les résultats du test WB pour un même échantillon de sang envoyé aux meilleurs laboratoires sont contradictoires. Un fait prouvé par le Dr BRIALY, lors de sa conférence à Omnimed – Revue Biotechnology - Vol 11 n° 6. Juin 1993 – les tests ont été démontrés faussement positifs dans la multiplicité des cas suivants :

---

[87] **Western blot**
http://fr.wikipedia.org/wiki/Western_blot

> Pour une personne sur 150 sans aucun problème de santé.

> Dans le cas d'une malnutrition importante.

> Pour 13 % des personnes présentant des verrues.

> Pour 41 % des patients atteints de sclérose multiple.

> Dans de fortes expositions au sperme par voie anale.

> Dans le cas d'une arthrite rhumatoïde.

> Dans le cas de tuberculose.

> Dans le cas de malaria ou de paludisme.

> En général dans le cas de stimulations répétées aux antigènes.

Selon la synthèse des travaux[88] d'Eleni ELEOPULOUS, biophysicienne au Royal Perth Hospital et d'autres collaborateurs des services d'urgence et du département de pathologie de l'Université d'Australie, l'on dénonce également l'interprétation subjective du Western-Blot d'un continent à un autre.

True   False

☐   ✓

EN QUELQUES CHIFFRES, LA CAUSE PREMIÈRE N'EST PAS SEXUELLE[89]

Une analyse des faux semblants permet de dévoiler le stratagème de la mort programmée

---

[88] Traduits dans la Revue de médecines complémentaires n° 36. p.145. Le marquage des éléments analysés s'effectue sur 4 bandes en Australie, alors que l'on se contente de 2 bandes en Afrique ! Une façon d'être séropositif en Afrique, dans le même temps séronégatif en Occident – mais assurément dupé dans tous les cas.

[89] Selon les travaux du Dr GERNEZ découvreur de la cellule souche.

En Afrique, la proportion de séropositifs est à parité 50 % hommes et femmes.

En Amérique du Nord, la proportion est de 90 % pour les hommes, 10 % pour les femmes. Comme la typicité de la maladie n'a pas pu transmuter d'un continent à un autre, cette anomalie statistique démontrerait à elle seule que la voie sexuelle n'est pas la cause première de la maladie, mais seulement un moyen de transmission par le gros intestin.[90]

SUBSTITUTION DU PLAN D'AIDE AUX MALADIES ENDÉMIQUES

Puisque les résultats obtenus à partir des tests de séropositivité ÉLISA et Western-Blot sont faussés d'emblée, cela a donné lieu à une tromperie. L'aide financière et structurelle initialement accordée à lutter contre les maladies endémiques de la pauvreté du continent africain : malaria – paludisme – tuberculose – et avant tout le dénuement – a été substituée par une aide contre le SIDA. Si le montant est plus élevé, l'orientation est modifiée à tort. Ainsi l'on ne soigne plus les véritables causes des maladies, cela fait la fortune de l'industrie pharmaceutique, tout en assurant la mort programmée de la population censée recevoir une aide appropriée.

Exemple de l'Ouganda. Ce pays n'investit plus que 36.000 $ pour lutter contre la malaria et la tuberculose. Du fait de la pratique faussée de ces tests, désormais ces maladies endémiques ne sont plus différenciables du SIDA. Dorénavant, ces maladies ne feront plus l'objet d'un plan sanitaire spécifique, car elles sont considérées comme un SIDA.

---

[90] Voir note précédente.

La vidéo de MEDITEL, diffusée en Afrique, non retransmise sur les autres continents, montre que l'épi centre de la fausse épidémie de SIDA se situe dans les hôpitaux de Rakaï. Mais ils sont vides ! Car maintenant ce sont les malades qui doivent payer les médicaments appropriés aux maladies endémiques, alors qu'auparavant ils étaient offerts. Par ailleurs, l'Ouganda est tombé au fond du piège puisque ce pays investit beaucoup sur le SIDA en entrant dans le jeu de la propagande du conditionnement de la population. Cette manœuvre impliqua l'intermédiaire de 700 sections d'ONG qui n'ont rien compris au déroulement de ce stratagème. Les ONG dissuadent la population du continent africain d'avoir des enfants, au risque de leur transmettre le SIDA. L'on distribue massivement des condoms et l'on explicite au cas par cas son utilisation impérative. Cela a pour effet une baisse conséquente de la natalité. Par ce moyen indirect, l'objectif de dénatalité est en partie atteint.

Isolement de la population. L'immigration vers les autres continents est stoppée. Plus de cinquante pays refusent l'entrée aux faux séropositifs pour des raisons sanitaires. Cela a pour effet d'isoler la population et de faire du continent africain un mouroir obligé et organisé à grande échelle.

SIDA UN PLAN STRATÉGIQUE MACHIAVÉLIQUE

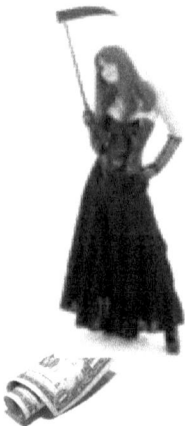

Chaque dollar investi sur le programme SIDA est un coup mortel que l'on porte lâchement aux peuples du tiers monde. L'immense majorité de la population mondiale est soumise à un intense conditionnement psychologique. Parmi elle, l'élite des nations, les diverses personnalités qui portent fièrement sur le col de leur veste le petit symbole rouge de la lutte contre cette pseudo maladie. Tout ce petit monde est loin de se douter que l'on assiste à un véritable génocide déguisé en une œuvre pitoyable de sauvetage humanitaire.

Le but de ce génocide correspond à la stratégie du contrôle de la population du tiers monde, pour preuve supplémentaire :

1) Les documents 1974-1977 du Conseil national de sécurité des États-Unis, tenus longtemps au secret décrivant la croissance exponentielle des populations du tiers monde comme une menace littérale pour la sécurité nationale de l'Amérique du Nord (Monde et Mission Institut Ponitfice de missions étrangères, volume 9 - n° 1- Édition de 1992).

2) L'autre document de 1988 du centre d'études internationales et stratégiques – Tendances démographiques mondiales et implications pour la sécurité nationale – confirme à nouveau ce type de menace, tout en indiquant délibérément que le SIDA constitue un espoir de régulation drastique de ces populations (Rev. Washington Quaterly Printemps 1989 – J.BREWDA – la démographie raciste de la stratégie militaire des États-Unis – executive intelligence rev. Cir.1- 7 – 91).

Il est évident que l'objectif d'éradication de populations entières fait aussi l'affaire des groupes pharmaco-chimiques puisque le marché du SIDA est estimé à 16 milliards $ par an. Un traitement de trithérapie coûte environ 6000 $ par an et par personne, auxquels se cumule le coût de tests dits de séropositivité, programmés plusieurs fois par an. S'ajoute le commerce des condoms.

CHAPITRE 12

LA REMISE EN CAUSE DU SIDA EST OCCULTÉE PAR LES MÉDIAS ET LE CORPS MÉDICAL

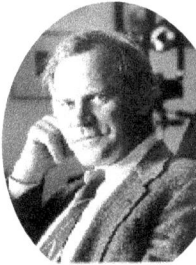

Parmi la communauté internationale, un nombre croissant de scientifiques remettent en cause l'origine virale du SIDA. Les règles classiques de virologie et les bases en infectiologie n'ont pas été réellement appliquées au VIH[1]. Sans l'isolement du virus, les tests n'ont pas le niveau requis d'étalonnage (gold-standard) pour fixer leur spécificité respective. De sorte qu'un amalgame et/ou un enchaînement de facteurs convergents semblent accréditer la séropositivité, alors qu'il n'en est rien. C'est ce que démontre une étude américaine basée sur soixante-dix facteurs assortis, coordonnés les uns aux autres.[91] Ils positivent le test du SIDA, parmi eux – l'alcoolisme – l'hépatite – la grossesse – la malaria – la toxicité médicamenteuse allopathique – la vaccination contre la grippe – la mesure des cellules T (lymphocytes du système immunitaire) et/ou la PCR n'ont pas la capacité introspective suffisante. (Animation de la PCR).[92]

---

[91] **Documentaire Rarissime Sida Le Doute**
https://www.youtube.com/watch?v=yk8OtjsZq-4
[92] **Réaction de polymérisation en chaîne**
http://www.snv.jussieu.fr/bmedia/PCR/index.htm

Kary. B. MULLIS L'inventeur de la PCR, Prix Nobel de chimie 1993 déclara dans le quotidien Sunday Sun :

Ω - « *Il n'y a aucune preuve scientifique que le VIH est la cause du SIDA. Il n'y a pas le moindre document dans la littérature scientifique qui puisse le prouver, il y a un terrible malentendu autour du sida. Nous avons travaillé durant 10 ans sur une fausse idée* ». À la conférence de Toronto du 13 – 18 août 2006, il déclara « *Le VIH n'est pas la cause du sida* ».

Il est soutenu par le pertinent virologue et chercheur Peter DUESBERG, professeur de biologie moléculaire, découvreur des gènes du cancer, élu en 1986 à l'académie des sciences. Un chercheur courageux qui antérieurement à ses découvertes a été raillé et mis à l'écart du milieu scientifique pendant plus d'une décennie. Avec d'autres scientifiques de renom : Dave STROCHMAN – Harry RUBIN – Charlie THOMAS… Ils ont formé le Groupe pour la Réévaluation scientifique de l'Hypothèse du VIH/SIDA. Ils expliquent simplement que tous les organismes vivants contiennent des rétros virus[93] à l'état latent comme pour le VIH. À moins de les trouver en grande quantité, ils ne détruisent pas les cellules, ne causent aucune maladie comme le fait le VIH. De ce fait, ces chercheurs s'accordent à dire que le SIDA n'est pas une maladie contagieuse, car aucun élément viral n'est à l'origine d'une maladie après une inactivité ou période de latence de 7 à 8 années.[94]

Un prix international est offert à qui apporte la preuve de l'isolement du VIH. Les éléments infectieux sont les seuls critères cliniquement acceptables pour caractériser une pathogénie de nature virale 100.000 $ de récompense pour le VIH. Proposition

---

[93] Cellconform propose pour cause de l'immunodépression la genechimérisation - chapitre 3. Tous les virus font partie intégrante du biotope, à l'état naturel ils ne peuvent pas être des instruments de mort, voir le chapitre 25.

[94] **Les dix plus gros mensonges sur le SIDA**
https://www.youtube.com/watch?v=5krmosDQVFM&feature=related

d'Alexander RUSSEL du 19 juillet 2002. À ce jour, personne ne s'est manifesté, l'offre tient toujours !

En 2009, le professeur Luc MONTAGNIER, prix Nobel de médecine, le scientifique qui dépista avec le Dr GALLO le VIH en 1983 reconnaît pour la première fois la possibilité de guérir du SIDA. Comment ? *Simplement en prenant des mesures basiques d'hygiène corporelle, d'eau de boisson, d'équilibre alimentaire, de prise d'antioxydant »* (acide L ascorbique par exemple). Il ajoute *« Ce sont des mesures beaucoup moins chères et beaucoup plus efficaces que les antirétroviraux et qu'un hypothétique vaccin »*. D'où la question du journaliste qui l'a interviewé : *« Comment expliquer qu'elles ne soient pas mises en œuvre par les gouvernements locaux ? »* Il répond : *« Ces gouvernements sont conseillés par des gens qui ont tout intérêt à promouvoir les solutions les plus profitables pour les groupes pharmaceutiques. Avec les mesures simples que je préconise, il n'y a aucun profit à réaliser…»* vidéo de son interview.[95]

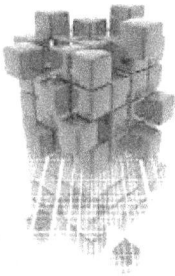

EN SOMME, TOUT SE RAPPORTE À L'INTÉGRITÉ DU SYSTÈME IMMUNITAIRE

Il a la capacité à réagir et à se débarrasser du virus dans le délai imparti. De simples conseils à la portée de tout diététicien et hygiéniste suffisent. La déclaration du professeur MONTAGNIER est un terrible désaveu pour le lobbying pharmaceutique espérant empocher des milliards avec la sortie commerciale d'un vaccin anti-sida. L'histoire du SIDA est donc en cours de réécriture.

---

[95] **Luc MONTAGNIER avoue la manipulation**
https://www.youtube.com/watch?v=mbFCizrthok

Voir aussi le livre SIDA Supercherie scientifique et arnaque humanitaire de Jean Claude ROUSSEZ – éditions Marco Pietteur http://www.resurgence.be/

En 2010, lors d'un entretien accordé à la revue scientifique américaine Science, le professeur MONTAGNIER à l'âge de 78 ans annonce son départ pour la Chine. Il compte y fonder un institut portant son nom, cela pour échapper dit-il *à la terreur intellectuelle* qu'ont à subir les chercheurs européens. L'objectif est de travailler sur un nouveau segment scientifique à la croisée de la physique, de la biologie et de la médecine, donc à l'opposé de la chimie pharmacologique.

L'objet de la recherche porte sur le phénomène d'ondes électromagnétiques produites par l'ADN dans l'eau, notamment des signaux en provenance d'ADN bactérien et viral. Ces travaux auraient été mal venus en France puisqu'ils sont la reproduction des recherches entreprises précédemment par **Jacques BENVENISTE**,[96] chercheur de l'INSERM (1935 -2004), présentées à l'époque comme l'affaire de la *mémoire de l'eau*. MONTAGNIER en parle comme d'un Galilée des temps modernes. Toutefois, BENVENISTE fut rejeté par tout le monde parce qu'il était trop en avance. De surcroît, il a perdu son laboratoire, et tout son argent.

LE VIH EST UN VIRUS SYNTHÉTIQUE CRÉE DE TOUTES PIÈCES ENGLOBÉ DANS LES VACCINS

Pourquoi peut-on le qualifier de montage synthétique ? Parce qu'il a été stratégiquement créé dans le but explicité plus haut, à minima pour éradiquer les populations d'Afrique. Pour obtenir une souche mutante dont le génome est le plus proche de

---

[96] http://www.bernardsudan.net/post/Emergence-objective-de-la-biologie-num%C3%A9rique-de-Jacques-Benveniste%3A-2010-et-la-suite-en-2011...-!

l'homme, ils ont utilisé un virus de rein de singe, extrait de bêtes saines ou immunodéficientes. Après l'avoir placé dans une culture artificielle pour le manipuler, il fut baptisé d'un nom de série, peut-être SV40 – Simiesque – Virus – quarantième d'une série particulière, parmi plus de 70.000 souches existantes.

Cependant l'étape finale consista à inoculer à l'homme ce virus synthétique en l'englobant dans la composition vaccinale. Sinon cela reviendrait à s'ingénier pour créer un nano moteur, mais sans pouvoir l'alimenter, ni transmettre sa force de propulsion aux pièces mobiles de la nano machinerie cellulaire. Une fois ces conditions réunies, le virus pouvait franchir la barrière des espèces (zoonose) et introduire une chimérisation cellulaire,[97] laquelle dépend donc de la composition vaccinale globale, non pas de la souche virale mutante utilisée isolément.

Ces inoculations contre nature génèrent dans l'organisme du receveur une **genechimérisation du matériel génétique** entre d'une part les multi virus mutants issus de la culture vaccinale – les multiples toxiques des adjuvants de la composition vaccinale – et d'autre part la diversité de cellules et bactéries intestinales (formation de fragments d'ADN d'origines diverses). Ceci s'opère différemment d'un individu à un autre selon l'état de ses intestins (multiples types bactériens de la flore – niveau de soufre – niveau de tension électrique dite transépithéliale, etc.). Cette alchimie de laboratoire engendre des entérovirus hybrides, monstrueux, introduisant à terme un l'état inflammatoire chronique, jusqu'à produire des effets héréditaires imprévisibles.

---

[97] **Chimérisation**
http://tpemammouth.e-monsite.com/pages/chimerisation.html

TOUTE L'IMPORTANCE DU TERRAIN

Comme le disait PASTEUR à son ami, sur son lit de mort :
« *BERNARD avait raison ; le microbe n'est rien, c'est le terrain qui est
tout* ». Effectivement le potentiel de genechimerisation –
chapitre 3 – du receveur de la composition vaccinale[98] dépendra
en grande partie des conditions liées à son propre terrain, quelles
sont-elles ?

Le terrain correspond à un ensemble de conditions
comprenant – **l'épigénétique**[99] – et l'ensemble des conditions
de l'environnement physique et mental de l'individu (nourriture –
hygiène de vie – cadre de vie – maîtrise de soi – objectivité –
honnêteté – sentiment altruiste – ou au contraire, colère –
méchanceté – égocentrisme...). Toutes ces conditions bonnes ou
mauvaises de la psyché influencent directement la variabilité des
multiples transformations et/ou carences biologiques –
biochimiques – enzymatiques – intrinsèques. Celles qui opèrent
au cœur de l'organisme, qui favorisent ou inhibent les divers
processus introduisant les maladies. Selon les dires de
BECHAMP – *les microzymas évoluent en fonction de la nature du milieu
dans lequel ils se situent.*

Toutefois, quel que soit le niveau qualitatif du terrain,
**l'inoculation du vaccin amputera et dérégulera la
messagerie cellulaire** ubiquitaire (générale), **spécifiquement
celle du système immunitaire**, générant ainsi pour le plus
grand nombre d'individus une vraie/fausse réaction antigénique,
prime sous-jacente, de nature non infectieuse (Cellconform) –

---

[98] Voir au chapitre 2 les schémas du sous-titre – les effets secondaires des vaccins, à
court et long terme. Au chapitre 5 – le sous-titre – les bases animales laissent leur
empreinte protéique.
[99] **Epigénétique**
http://www.inserm.fr/thematiques/genetique-genomique-et-
bioinformatique/dossiers-d-information/epigenetique

voir le chapitre 5, au sous-titre – Conséquences cellulaires des adjuvants vaccinaux. S'en suivra une inhibition, une amputation, de la réactivité du système immunitaire, jusqu'à l'évolution probable de l'état inflammatoire chronique. La porte ouverte au plus grand nombre de maladies dites de civilisation, dont le cancer.

DES SYMPTÔMES FAUSSEMENT INTERPRÉTÉS, UN DEVENIR BIOLOGIQUE INCERTAIN

Dès lors, cela explique comment le système immunitaire peut devenir inopérant et pourquoi nombre de symptômes et maladies sont faussement considérés comme viraux, ou auto-immuns dans la nomenclature de l'infection et de l'auto-immunité. Il est évident qu'en raison de la faveur thérapeutique accordée à la vaccination par le milieu médical, cette genechimérisation vaccinale ne peut qu'échapper à toute logique prospective quant au devenir biologique de l'organisme du receveur.

Des expériences sur la souris ont déjà montré que l'on pouvait retrouver des fragments d'ADN d'origine alimentaire dans certaines cellules (lymphocytes) présentes dans le sang. Cette observation, rendue possible grâce à de nouvelles techniques d'identification de l'ADN, n'autorisait personne à conclure pour autant que ces fragments d'information génétique étaient intégrés dans le patrimoine héréditaire des cellules au sein desquelles on les avait retrouvés.

L'ADN FRACTIONNÉ PEUT PORTER DES GÈNES - *POINT CLÉ.*

Donc, tout porte à croire que l'ADN apporté par les bases protéiques de l'alimentation (bol alimentaire) et par celles de la vaccination (dans le sang) ne sera pas ultérieurement totalement détruit par une série de mécanismes enzymatiques. À la surprise des dernières expérimentations, l'on a constaté l'extraordinaire solidité de la molécule d'ADN. Dans l'organisme, même après avoir été dégradée, fragmentée, *coupée en petits morceaux*, par les cascades enzymatiques, elle conservera une structuration encore suffisante pour porter des gènes entiers, dont les effets positifs ou négatifs ne seront pas limités par la réduction de leur taille. Voir **l'étude** allemande de transfert de gènes.[100]

Dans les conditions générales de dégradation, de pollution extrême, de l'environnement de la planète Terre, l'organisme de tous les individus subit au quotidien une série d'agressions qui le fragilise. S'ajoutent les conséquences des pratiques fallacieuses implantées de toutes pièces par l'OMS. Des pratiques qui ont été intégrées, via l'enseignement académique des universités de médecine et les réseaux du lobbying pharmaceutique, aux actes coutumiers de la médecine publique. Il ne reste plus aux commanditaires qu'à mesurer leurs répercussions sur le plus grand nombre d'individus désormais soumis à un affaiblissement constant de leurs défenses immunitaires. Une situation conduisant irrémédiablement et rapidement les populations à un point de non-retour.

---

[100] **Une étude allemande confirme le transfert des gènes des OGM vers les bactéries**
http://www.terresacree.org/index31.htm

EBOLA L'AUTRE PARTIE DU PLAN D'ÉRADICATION

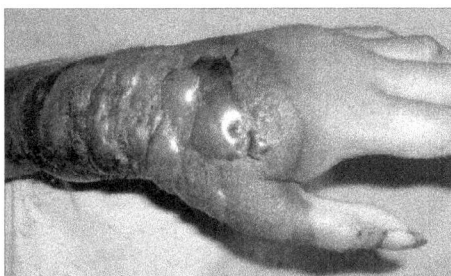

Ébola, c'est le nom d'un fleuve de la République Démocratique du Congo, choisi pour un virus créé dans leurs laboratoires à des fins de créations de maladies émergentes.

Différenciation entre agents biologiques pathogènes et agents pathogènes créés par génie génétique

La poliomyélite - la rage - la variole… sont des agents biologiques liés au terrain, à la faiblesse du système immunitaire, au manque d'hygiène… Par contre la série des virus grippaux H1N1- H1N2 - H1N3- H5N1 - H7N9… ceux de L'hépatite C - du HIV-SIDA - de l'Antrax – de Lassa - de l'Ébola… sont des agents pathogènes spécialement élaborés par génie génétique pour devenir des Ce sont des toxines génétiquement armes bactériologiques mortelles.

Le virus Ébola est un filoviridae dont l'origine remonte au mois d'août 1967, dans la ville de Marburg en République Fédérale d'Allemagne. L'apparition originelle s'est faite dans un des laboratoires de la ville travaillant indifféremment pour des objectifs civils et militaires. Lors des travaux de recherche pour la fabrication de vaccins, 35 laborantins ont été contaminés dont 7 ont trouvé la mort malgré les soins intensifs prodigués.

LE VIRUS ÉBOLA N'A PAS DE RÉSERVOIR NATUREL EN AFRIQUE

Les analyses et recherches faites par des médecins africains mettent en évidence le fait que le virus Ébola n'a aucun réservoir naturel en Afrique parmi les espèces animales, végétales, minérales.

LES ANIMAUX AFRICAINS NE SONT PAS À L'ORIGINE DU VIRUS ÉBOLA

Les gorilles, les chimpanzés et les antilopes ne sont pas des vecteurs du virus Ébola contrairement aux affirmations sans preuves avancées jusque-là, ils ne sont donc pas le réservoir de ce virus. La chauve-souris n'est pas un hôte naturel du virus car il n'a jamais été isolé sur elle. Plus avant, lorsqu'on lui inocule expérimentalement en laboratoire ce virus, cet animal l'élimine rapidement sans le conserver dans son organisme. De même, pour les arthropodes (invertébrés) qui ne sont pas des vecteurs car lorsqu'on leur inocule ce virus aucune réplication virale n'est observée.

En conclusion, Le virus n'a jamais été isolé chez ces animaux malgré toutes les recherches menées dans ce sens, il faut donc bien convenir qu'il faudra chercher le réservoir du virus ailleurs que dans la faune africaine, ailleurs qu'au sein des populations africaines rurales ou urbaines.

LES LABORATOIRES DE TYPE P4 SONT À L'ORIGINE DU VIRUS ÉBOLA

Sur la base de la liste connue des laboratoires de haute sécurité type P4 (ci-dessous), il y a largement de quoi élaborer, conserver, toute la virologie infectieuse du monde, suffisamment pour infecter toute l'humanité.

Pays	Localisation	Institution
Afrique du Sud	Johannesburg	*National Institute for Communicable Diseases*
Allemagne	Berlin	Institut Robert Koch
Allemagne	Hambourg	*Bernhard Nocht Institute for Tropical Medicine*
Allemagne	Greifswald	Institut Friedrich Loeffler
Allemagne	Marbourg	Université de Marbourg, Institut de Virologie Philipps Universität Marburg
Australie	Geelong	*Australian Animal Health Laboratory*
Australie	Brisbane	*Queensland Health Forensic and Scientific Services*
Australie	Melbourne	*Victoria Infectious Diseases Reference Laboratory* (VIDRL)
Australie	Sydney	*Centre for Infectious Diseases and Microbiology Laboratory Service* (CIDMLS) et *The Institute for Clinical Pathology and Medical Research* (ICPMR)
Canada	Winnipeg	*Laboratory Centre for Disease Control, National Microbiology Laboratory*
États-Unis	Atlanta	Centres pour le contrôle et la prévention des maladies (CDC)
États-Unis	Atlanta	*Center for Biotechnology and Drug Design*, Georgia State University
États-Unis	Fort Detrick	*U.S. Army Medical Research Institute of Infectious Diseases* (USAMRIID (en))
États-Unis	Galveston	*Center for Biodefense and Emerging Infectious Diseases*, University of Texas Medical Branch
États-Unis	Hamilton	NIAID *Rocky Mountain Laboratories*
États-Unis	San Antonio	*Southwest Foundation for Biomedical Research*
France	Gerland, Lyon	P4 Jean Mérieux, INSERM
France	Vert-le-Petit, Essonne	Laboratoire de la DGA
France	Lyon	Laboratoire P4 Jean Merieux, Inserm

Gabon	Franceville	Centre International de Recherches Médicales de Franceville (CIRMF)
Italie	Rome	Lazzaro Spallanzani Hospital, National Institute of Infectious Diseases
Royaume Uni	Porton Down	Centre for Emergency Preparedness and Response
Royaume-Uni	Londres	*Centre for Infections*, Health Protection Agency
Royaume-Uni	Salisbury	*Centre for Emergency Preparedness and Response, Health Protection Agency*
Russie	Koltsovo	Centre de recherches d'état de virologie et de biotechnologie VECTEUR
Russie	Kirov	*Institute of Microbiology*, Russian Ministry of Defense
Russie	Sergiyev Posad, Moscou	*Virological Center of the Institute of Microbiology,* Russian Ministry of Defense
Suède	Solna, Stockholm	*Swedish Institute for Communicable Disease Control*
Suisse	Genève	Hôpitaux universitaires de Genève 4
Suisse	Spiez	Laboratoire de Spiez de l'Office fédéral de la protection de la population
Taïwan		*Kwen-yang Laboratory* (昆陽實驗室) *Center of Disease Control*
Taïwan		*Preventive Medical Institute of ROC Ministry of National Defense*

Quelques centres travaillant sur les virus de type P4		
France	Marseille	Université de la Méditerranée, Unité des Virus émergents, Faculté de Médecine
Italie	Rome	National Institute for Infectious Diseases (IRCCS)
Suède	Solna	Swedish Institute for Infectious Disease Control

Comment s'opèrent les tests de validité de l'Ébola

Une fois que les animaux ont été infectés, ont-ils été transportés dans des zones rurales et urbaines africaines pour faire croire à une origine virale rattachée au règne animal. Avec l'aval des autorités africaines des expérimentations secrètes sur des sujets africains volontaires pour quelques dollars se sont vulgarisées notamment au Libéria et en Sierra Leone. Globalement, il s'agit de faire croire que ces diverses études sont utiles à l'intérêt général pour garantir la santé publique sur tous les continents.

Conclusion, il s'agit d'armes virologiques de destruction massive. Les signes avant-coureurs ont été révélés dans le livre de Leonard G. HOROWITZ dès 1996 où ce dernier s'interrogeait sur la nature des virus émergents comme le VIH-Sida et **l'Ébola**.[101] Il avait déjà écarté l'origine naturelle de ces deux virus et ne croyait pas à l'accident, ni au dysfonctionnement des laboratoires occidentaux. Les objectifs dits intentionnels sont innombrables. HOROWITZ n'a jamais cité l'Afrique comme un centre de production en série de virus Ébola, mais comme un continent qui en subit les visées et conséquences tant humaines qu'économiques.

---

[101] **Le Virus Ebola Ne Vient Pas D'afrique**
http://amaizo.info/2014/09/29/virus-ebola-vient-pas-dafrique/11170?utm_source=feedburner&utm_medium=email&utm_campaign=Feed%3A+YvesEkoueAmaizo+%28Yves+Ekou%C3%A9+AMA%C3%8FZO%29#note-11170-2

LE GOUVERNEMENT DE SIERRA LEONE A RECONNU LES ESSAIS D'ARMES BIOLOGIQUES US SUR SON SOL

Sur la page Facebook du Ministère de la santé du Gouvernement de Sierra Leone, ce pays a reconnu indirectement qu'il a laissé libre cours à des essais d'armes biologiques américaines sur son sol, à Kenema. Jusqu'en juillet 2014, le laboratoire américain de recherches d'armes biologiques basé à Kenema était le seul centre de dépistage et de dénombrement de victimes atteints par la fièvre hémorragique du virus Ébola. Développer ces tests ultra-dangereux en Afrique était le meilleur moyen de ne plus prendre de risque tant physique que médiatique de les produire sur le sol américain. Jusque-là, c'était l'Université de Tulane à la Nouvelle Orléans qui était chargée de ces tests d'armes biologiques pour le compte de l'Institut de recherche médicale de l'armée américaine des maladies infectieuses – USAMRIID.

L'ARRÊT DES ESSAIS MORTELS DÉCIDÉ PAR SIERRA LEONE

La décision du Gouvernement de Sierra Leone de fermer les centres d'essais d'armes biologiques n'a pas été spontanée. Cette décision est intervenue suite à des dysfonctionnements graves et un mouvement de protestation des infirmières de l'Hôpital de Kenema. Elles ont choisi la grève illimitée pour se faire entendre suite à la mort de trois de leurs collègues suspectées d'avoir été contaminées par le virus Ébola. Pour les motiver, il était question de leur offrir 20 dollars de prime de risques, promesse jamais tenue.

Un vaccin serait-il actif uniquement pour ceux qui ont la peau blanche ?

Faut-il craindre une gestion raciste de l'administration du vaccin expérimental contre le virus Ébola ? La réponse du 19 septembre 2014 vient du Centre de contrôle des maladies - Centers for Disease Control and Prevention - basé à Atlanta - États-Unis *«Les premiers tests d'un médicament expérimental, qui aurait pour effet de lutter contre la propagation du virus Ébola, n'ont fait leurs preuves que sur ceux qui ont la peau blanche. Nous travaillons avec diligence pour améliorer l'échantillon afin de pouvoir aider tous ceux qui sont dans le besoin».*

Certains fournisseurs du futur vaccin hypothétique contre le virus Ébola cherchent probablement à préparer l'opinion occidentale qu'il ne sert à rien de distribuer le vaccin aux Africains noirs en jouant sur des retards diplomatiques… Cette méthode discriminatoire est une bonne tactique pour inciter les populations du Nord à se faire vacciner. Le moyen de leur faire croire qu'elles seront mieux préservées que les peuples du Sud de cette peste des temps modernes.

La défaillance des autorités africaines

Les autorités africaines partagent la responsabilité de ce désastre humain et économique puisqu'elles gardent le mutisme sur leurs accords secrets et corrompus avec les États ou firmes pharmaceutiques producteurs ou testeurs d'agents pathogène P4 sur le sol africain. Vidéo de septembre 2014 d'une association de médecins et responsables africains dont les conclusions ne laissent aucun doute sur l'opération pandémique en cours.[102]

LA GUÉRISON DE SUJETS AFRICAINS, DU SANG À PRIX D'OR

Certains sujets africains noirs sont sortis indemnes du processus de contamination. C'est le cas d'un jeune Guinéen, guéri au Sénégal, qui s'est résolument engagé à promouvoir la prévention auprès de ses compatriotes. Ces guérisons sont l'objet d'une étude approfondie des mêmes laboratoires non-africains responsables de la création du virus Ébola. De ce fait, le sang de malades guéris est vendu à prix d'or et sert à de multiples analyses pour comprendre la capacité de résistance et de résilience de certains Africains noirs, par exemple au Kenya au sein d'une population à risque.

ÉBOLA – POSSIBLE MUTATION ET CONTAGION À GRANDE ÉCHELLE VERS L'HÉMISPHÈRE NORD

Actuellement ce virus se transmet par les fluides corporels. Une autre élaboration en laboratoire peut produire un virus transmissible par air, à l'instar de la grippe espagnole qui en 1918 fit plus de 50 millions de victimes, plus que la guerre elle-même. Selon le docteur FAWKES c'est déjà le cas, il n'est pas le seul à le dire, la **CIDRAP**[103] et Santé Canada l'affirment également. Le CDC admet que se placer à un mètre ou dans la même pièce qu'un malade constitue un risque.

---

[102] **Débat sur l'origine du virus ebola**
https://www.youtube.com/watch?v=wC7FbL8S13M
[103]http://translate.google.fr/translate?hl=fr&sl=en&u=http://www.cidrap.umn.edu/
&prev=/search%3Fq%3Dcidrap%26biw%3D1536%26bih%3D764

Dans un climat tropical, un épandage Ébola serait ralenti par la chaleur, l'humidité, le soleil. Par contre, dans les climats froids, la transmission aérienne, comme celle de la grippe aviaire, sous forme de simples éternuements, d'aérosol de la toux, du souffle de la bouche, à de faibles doses, à faible distance, suffit à propager la maladie. D'autant plus que comparativement à la grippe qui n'implique que les voies respiratoires, Ébola peut infecter tous les tissus de l'organisme.

Pour David NABARRO, coordonnateur spécial de l'ONU pour la lutte contre la fièvre hémorragique à virus Ébola, « *il faut le vaincre en six mois* ». À Conakry, il a reconnu qu'**Ébola était une urgence mondiale**. Selon lui la maladie a déjà pris de l'avance aussi faut-il beaucoup d'efforts pour la rattraper et la vaincre. « EN CE MOMENT JE TROUVE QUE CETTE ÉPIDÉMIE, C'EST FORT ! C'EST DEVANT NOUS, MAIS C'EST POSSIBLE DE LA VAINCRE. MAIS POUR ÇA, IL FAUT AUGMENTER LE TRAVAIL DE CONTRÔLE ET VITE ».

Conclusion, alors que le virus se propage dans d'autres pays, il faut s'attendre à une annonce de la mutation et de l'expansion de ce virus. Voir l'avis des Nations Unies.[104] En occident, après les États-Unis, il faut s'attendre à une expansion en Europe.[105]

L'IMPROBABLE VACCINATION POUR ÉBOLA ET L'ABANDON DÉLIBÉRÉ DU MÉDICAMENT RC-2BETA

---

[104] **Ebola 'could become airborne': United Nations warns of 'nightmare scenario' as virus spreads to the US**
http://www.telegraph.co.uk/news/worldnews/ebola/11135883/Ebola-could-become-airborne-United-Nations-warns-of-nightmare-scenario-as-virus-spreads-to-the-US.html
[105] **Ebola: Premier cas confirmé aux Etats-Unis, les services de santé prévenus depuis plusieurs mois**
http://fawkes-news.blogspot.fr/2014/10/ebola-premier-cas-confirme-aux-etats.html

Dès décembre 2014, la commercialisation d'un vaccin expérimental **VSV-EBOV**,[106] basé sur un adénovirus de chimpanzé, expérimenté sur ces singes, semble prometteur pour les autorités de santé alors qu'il n'a **jamais été testé sur l'homme**. Le traitement pour Ébola le RC-2beta qui semblait plus efficace que tout autre traitement a été écarté au profit de la vaccination.[107]

UN VACCIN À BASE DE VIRUS DU RHUME

C'est un virus de rhume qui sert de transporteur pour délivrer dans les cellules du sujet vacciné des fragments de matériel génétique du virus Ébola afin théoriquement d'aider l'organisme dans l'apprentissage de reconnaissance de ce virus pour s'en défendre. Malgré le problème éthique que cela pose, la Grande Bretagne cherche des **cobayes humains**[108] pour tester ce vaccin très improbable.[109]

EN L'ABSENCE DU TRAITEMENT RC-2BETA, COMMENT SOIGNER EN CAS DE PANDÉMIE ?

D'après un document déclassifié de l'armée américaine, le nano-argent - différenciation avec **l'argent colloïdal**,[110] néanmoins utilisable à cet effet, mais moins efficace - peut neutraliser le virus Ébola en pénétrant au cœur des cellules

---

[106] http://www.slateafrique.com/505285/ebola-zmapp-etats-unis-vsv-ebov-canadien
[107] http://www.chaos-controle.com/archives/2014/10/23/30821616.html
[108] **Virus Ebola : la Grande-Bretagne cherche des cobayes humains pour tester un vaccin**
http://sante.lefigaro.fr/actualite/2014/08/29/22730-virus-ebola-grande-bretagne-cherche-cobayes-humains-pour-tester-vaccin
[109] **La face cachée des vaccins**
https://www.youtube.com/watch?v=H_DHHjnyuKU
[110] **L'argent colloïdal antibiotique interdit**
http://www.alternativesante.fr/antibiotiques/l-argent-colloidal-antibiotique-interdit

infectées. C'est un puissant bactéricide, fongicide, antibiotique naturel, aux multiples applications. Dans tous les cas, le traitement ne doit pas aller au-delà de 30 jours. En cas d'infection Ébola, ou grippale. Il se complète avec du chlorure de magnésium et des injections intraveineuses d'acide ascorbique (vitamine C) ou la prise orale de vitamine C liposomale.

Novel Nanotechnology-Based Antiviral Agents:
Silver nanoparticle neutralization of hemorrhagic fever viruses

Janice Speshock, Ph.D.
Saber Hussain, Ph.D.
Applied Biotechnology Branch
711th Human Performance Wing
Air Force Research Laboratory

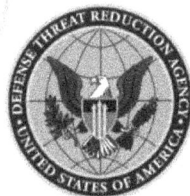

CHAPITRE 13

LA PSYCHOSE DU SIDA ET DU CANCER

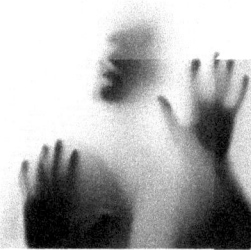

Depuis PASTEUR, la théorie du MICROBISME tel un paradigme, un rail indéformable, s'est fixé, bien ancré, dans les esprits de l'immense majorité des terriens, y inclus pour le milieu médical conventionnel. La propagande de l'OMS au fil du temps consiste à provoquer la peur sur une série de maladies dites virales ou bactériennes pour conditionner le grand public. Une fois que le stade de la psychose est atteint, les gens acceptent plus facilement de se faire vacciner pour se croire protégés de chaque maladie objet de chacune des campagnes de vaccination relayées par les 194 États membres.

Combien de personnes n'ayant aucun signe clinique du SIDA, après lecture d'analyses très insuffisantes[111] se soumettent d'elles-mêmes à une série de traitements médicamenteux inutiles, coûteux et nocifs. Car pour les individus en question la positivité aux tests est synonyme de sentence de mort. Il en va de même pour le dépistage du cancer qui touche une part bien plus grande de la population mondiale.

---

[111] Voir l'inefficacité des tests Élisa et western Blot au chapitre 11.

LES ASPECTS PSYCHOLOGIQUES, PSYCHOTIQUES DE CES MALADIES ONT DEUX PRINCIPALES CONSÉQUENCES NÉFASTES

1er - l'effet de peur et de stress provoqués par la positivité aux tests conduit l'organisme à un état de faiblesse au plan endocrinien et immunologique. Cela entraîne un état inflammatoire sous-jacent qui à son tour entretient l'état dépressif. C'est le stade précurseur à diverses maladies chroniques, selon le processus impactant les hormones et le système immunitaire. Aujourd'hui, les mécanismes et les voies métaboliques par lesquels la réponse hormonale au stress altère le système immunitaire et influe sur la susceptibilité aux maladies mentales et physiques sont de mieux en mieux compris. Ceci inclut la dépression nerveuse endogène – les maladies infectieuses et auto-immunes – le cancer.

C'est l'opinion exprimée par un groupe d'experts, membres de la Psycho-Neuro Immunology Research Society, dans le cadre du dernier symposium de la Federation of American Societies for Experimental Biology du 17-21 avril 2004, Washington, DC. Selon le Dr William B. MALARKEY, de l'Ohio State University, la perception du stress activerait l'interface entre les systèmes endocrinien et immunologique, d'où le déclenchement d'une cascade d'effets physiologiques.

Si la perception du stress est de courte durée, les changements hormonaux s'estomperont assez rapidement. Mais si l'input sensoriel de stress persiste, il en résultera un dérèglement du système immunitaire avec déclenchement d'un état inflammatoire. Si l'état n'est pas stabilisé, il peut introduire de nombreux symptômes et finalement enclencher le processus d'une maladie. Nombre de réponses immunitaires inflammatoires induites par le stress sont les précurseurs de maladies chroniques. Par ailleurs, lorsque le système immunitaire se modifie en réponse aux hormones générées par le stress perçu par le cerveau, il produit des facteurs solubles qui affectent ce dernier, a expliqué le Dr Andrew H. MILLER, de l'Emory University. Cette double interaction entre le cerveau et le système immunitaire aurait un impact important sur le développement et le maintien de l'état dépressif.

2e - si certains subissent une telle peur jusqu'à son premier degré sans être directement concernés par la maladie, d'autres la ressentent en transposant le mal-être ressenti par des sujets du tiers monde apparemment atteints du SIDA, ou envers une personne de l'entourage confrontée au cancer. Deux sentiments se mêlent, celui de compatir au malheur d'autrui et celui de développer soi-même la maladie. Dans ce cas, cet état compassionnel et/ou obsessionnel n'altérera pas forcément la santé de l'individu, mais inconsciemment fera le jeu des dispositifs de campagne de dons financiers en faveur de maladies terrifiantes comme grippe, SIDA, Ébola…

LA MISE EN SCÈNE QUI CONDITIONNE LE PUBLIC À ACCEPTER DES THÉRAPIES DESTRUCTRICES

Organiser et médiatiser l'entraide sanitaire et sociale pour soutenir les populations de pays pauvres touchées par ces pestes modernes est le moyen le plus altruiste aux yeux du monde, une mise en scène qui conforte l'un des objectifs de l'OMS. Il s'agit de conditionner le grand public d'accepter la seule planche de salut qui existe, l'unique protocole thérapeutique contre la grippe le cancer, le SIDA… Des prescriptions basées sur des thérapies destructrices, mortelles à moyen terme. Les promoteurs de cette mise en scène auto-entretenue sont ainsi assurés de son succès, de sa continuité.

Le but de l'OMS, aux ordres de la gouvernance mondiale occulte, est doublement atteint. Car pendant que l'éradication massive par le SIDA, l'Ébola… se poursuit, l'aide publique en faveur de pauvres populations affaiblies par ce fléau est considérée par l'opinion publique comme la belle vitrine d'une œuvre caritative essentielle. L'on y expose tout ce qu'il est possible technologiquement et humainement de faire pour lutter efficacement contre ces maladies sans frontière puisqu'elles sont susceptibles de toucher le monde entier.

Mais sous ce faux semblant d'entraide, sous couvert d'une devanture attrayante, se diffuse l'infâme propagande visant à manipuler l'opinion publique. Rien ne s'oppose à l'objectif de mort à grande échelle. Le champ du tiers monde est investi en premier, l'on y sacrifie froidement de pauvres populations victimes du stratagème machiavélique du SIDA, de l'Ébola. Côté de l'occident, les populations sont soumises à un unique protocole conventionnel contre le cancer, le plus sûr moyen de les introduire vers un mouroir.

LE VACCIN ANTI SIDA ET ANTI CANCER SONT DANS L'IMPASSE

Pour prévenir du développement d'une majorité de maladies infectieuses et dégénératives, la vaccination semblerait la seule solution. Depuis de nombreuses années, les recherches internationales se sont focalisées dans cette direction pour concevoir un vaccin contre le SIDA, l'Ébola, le cancer. Après nombre d'essais cliniques sur une trentaine de types expérimentaux, dont chacun d'eux nécessite plusieurs années de travail, c'est à la fois l'échec et le découragement. Le professeur Luc MONTAGNIER découvreur du SIDA ne cautionne pas la vaccination pour s'en guérir. Voir sa déclaration, chapitre 11, au sous-titre – la remise en cause du SIDA est occultée par les médias et le corps médical conventionnel.

Reste le vaccin contre le cancer du col de l'utérus. C'est la seule option restante pour les laboratoires et surtout le marketing des firmes pharmaceutiques toujours en quête de nouveaux segments de marché à conquérir. L'objectif étant d'influer intensément sur le grand public soi-disant à titre préventif. L'objet d'une intense et incessante propagande spécialement destinée à sensibiliser, puis à culpabiliser avant tous les parents afin qu'ils fassent vacciner leurs jeunes enfants dès l'âge de 9 ans. Voir au chapitre 22 - la mise en œuvre d'une stérilisation de masse.

CHAPITRE 14

EST-IL POSSIBLE DE FAUSSER LE SYSTÈME DE RECONNAISSANCE DE L'IMMUNITÉ

Le propriétaire de plusieurs belles propriétés, collectionneur de nombreux objets de très grande valeur, se trouve en difficulté financière. Il imagine alors de monter une escroquerie à l'assurance en simulant un vol sans la moindre effraction. Cependant, la maison dispose d'un système sophistiqué de protection biométrique. Il va lui falloir truquer le comparateur d'identité biométrique pour qu'il puisse reconnaître l'empreinte digitale d'un complice, un malfrat spécialiste du vol sans aucune effraction.

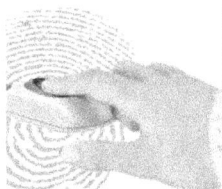

Très endetté, le propriétaire veut inclure cette nouvelle signature digitale à tous les autres systèmes d'alarme intégrés à tous ses biens, afin de pouvoir l'utiliser ultérieurement à sa guise. Il a beau essayer, le système reste inviolable car l'installation de dernière génération initialement paramétrée par un grand spécialiste est conçue pour ne reconnaître que l'unicité de sa propre empreinte. Il se rend à l'évidence, la démarche est bien trop compliquée pour être réalisable ne serait-ce qu'une seule fois. Il en va de même pour tout virus élaboré par génie génétique.

POURQUOI LA RÉPONSE DU SYSTÈME IMMUNITAIRE EST-ELLE IMPOSSIBLE DANS LE CAS DE VIRUS MUTANT

Parce qu'il est question d'un virus synthétique, un mutant créé de toutes pièces dans les laboratoires d'armes bactériologiques. Un microorganisme étranger à l'organisme, non reconnu par le modus operandi hautement spécialisé de la signalisation cellulaire générale (ubiquitaire), moins encore par celui hautement sophistiqué du système immunitaire. Dans le cas de l'immunité artificielle recherchée par la vaccination, il est impossible de projeter, d'obtenir, une réponse appropriée, car quelle que soit la cible cellulaire immunitaire visée (cellule T et/ou production massive d'anticorps), le paramétrage initial (inné) de signalisation bio nanométrique du système immunitaire natif n'est pas pleinement opérant, de ce fait aucune défense de ce type ne peut être effective, opérationnelle.

POURQUOI AUTANT DE MALADES DANS LES PAYS DÉVELOPPÉS

Parce que dès le plus jeune âge le système immunitaire du plus grand nombre a été soumis à un dérèglement progressif dû aux premières vaccinations. De surcroît, au cours de la vie, il est amputé au quotidien par les diverses pollutions cellulaires chimiques, physico-chimiques, produites par la société de consommation. Avec pour conséquence l'amputation partielle des fonctions signalétiques des ensembles cellulaires ubiquitaires et immunitaires. L'altération de ce système signalétique natif est à l'origine d'une vraie/fausse réponse de l'immunité.

L'on peut facilement imaginer ce qu'il adviendrait des vols aériens si les radars et les instruments des aiguilleurs du ciel étaient parasités durablement par une défaillance électronique prolongée ! Au stade cellulaire, c'est bien plus sophistiqué que cela. Si l'émission, la réception et la réponse signalétique est faussée, contrefaite, à son tour elle impactera et déréglera d'autant la capacité de réactivité adaptative de l'immunité jusqu'à son inhibition, son effondrement – Syndrome *d'Immunodéficience acquise* – la définition même du SIDA.

Lorsque le système immunitaire est amputé dans sa fonction essentielle de reconnaissance signalétique, il n'a plus la capacité optimale d'assurer la réactivité antigénique innée. Cela jusqu'à ne plus pouvoir répondre en direction d'un type d'antigène (normal) ayant habituellement potentiel à être reconnu – *empreinte génétique innée* – par les récepteurs des diverses cellules de l'immunité. D'où la porte ouverte à toutes sortes d'infections ou à un état inflammatoire précurseur du cancer.

C'est pourquoi, comme il fut impossible au voleur complice de notre exemple de pouvoir faire reconnaître son empreinte biométrique, de même le vaccin ne peut pas tromper, leurrer, le codage de la réponse immunitaire innée, ni en doper la signalétique en direction du VIH, ou de tout autre virus manié par génie génétique. Par contre, ces microorganismes contrefaits, en faussaires, sont dotés d'un fort potentiel à déréguler la signalisation immunitaire qui ne les reconnaît pas comme modèles d'empreinte signalétique – absence de système d'expression antigénique innée – Ceci démontre qu'il est impossible de retirer le moindre bénéfice de la vaccination. C'est aussi la démonstration manifeste du caractère artificiel, synthétique et génétiquement manipulé de tous virus et bactéries préparés intentionnellement dans un but mortifère au sein des laboratoires secrets, placés aux ordres du cartel de la véritable gouvernance mondiale.

COMMENT RÉAGIT L'IMMUNITÉ CONFRONTÉE AU VIH

Les cellules anti-infectieuses sont incapables d'empêcher le VIH de passer par les muqueuses qui tapissent l'intestin lieu de résidence de la plupart des cellules T. À ce stade, il va s'introduire dans les ganglions et tissus lymphatiques. L'objectif vaccinal était de stimuler les cellules TCD8+ pour qu'elles répondent rapidement à l'invasion virale. Cependant, il s'avère que le tempo de réponse nécessaire à organiser la recherche immunitaire est trop long. Deux à trois semaines sont requises avant de mobiliser la moindre défense. Pire encore, les quelques cellules mobilisables pour la défense ont une capacité de lutte limitée. Ce type de réponse appartient à l'immunité adaptative, laquelle met du temps à atteindre un niveau suffisamment élevé pour enrayer une infection. D'où le rôle clé de la fièvre, bien souvent minoré, permettant d'atteindre ce niveau. « *Ne vous hâtez pas de faire tomber la fièvre de votre malade – s'il souffre d'une affection virale, vous risquez de compromettre sa guérison* » disait le professeur André LWOFF, Prix Nobel de médecine.

QUE SE PASSE-T-IL LORS D'UNE RÉPONSE IMMUNITAIRE NORMALE

Les principales cellules anti-infectieuses TCD8+ du système immunitaire ont capacité à attaquer les cellules infectées (machinerie cellulaire produisant des virus) pour réduire la quantité de virus, non manipulés en laboratoire, dans le sang. L'immunité est innée, ce système naturel de défense repose sur la reconnaissance signalétique de particularités génétiques originelles, structurelles, de germes. Cette identification est spontanée, elle s'opère en un temps de réponse rapide contre ces envahisseurs considérés comme normaux.

CHAPITRE 15

PERSPECTIVE DE NOUVELLE PANDÉMIE POUR LE CONTRÔLE DE LA POPULATION MONDIALE

Ce chapitre se base en partie sur l'investigation du docteur Léonard. G. HOROWITZ intitulée Grippe aviaire et nouvel Ordre mondial du 6 novembre 2005. Elle débute par l'analyse de l'épidémie de SRAS (un coronavirus) provoquant une pneumonie atypique venue d'Asie qui frappa sévèrement la région de Toronto. Le triple objectif du déclenchement de cette épidémie était :

1) De tester des virus mutagènes à haut potentiel de contamination.

2) À l'exemple de l'effet SIDA, de conditionner par la peur panique le grand public par médias interposés, en affirmant que ce type de contagion pouvait provoquer la perte à minima d'un tiers de la population mondiale.

3) D'obtenir ainsi le soutien de la population à l'égard des dispositions gouvernementales canadiennes de santé publique, qui pour la circonstance gravissime, sans surprise, avaient été placées sous la tutelle de l'OMS.

Or, il s'est avéré que ces dispositions étaient complètement inadaptées à une pandémie. Qu'initialement ces orientations avaient été prises directement par l'ONU et l'OMS. Qu'une telle substitution interventionnelle était une première dans l'histoire du Canada. Ce fait d'exception a permis au clan

ROCKEFELLER, membre du Bilderberg Group et de la fondation CARNEGIE, d'influer fortement sur les principaux dirigeants de l'industrie pharmaceutique mondiale. Lesquels ont pu disposer de tous les moyens censément utiles au type de recherche et de lutte contre le SRAS. De plus, ils ont obtenus tous les moyens de contrôle à mettre en œuvre leur permettant de se substituer au gouvernement canadien. Ce qui laisse augurer de leur capacité future à superviser le déroulement de toutes sortes d'épidémies et de pandémies au sein de chacun des 194 pays affilié à l'OMS.

Il faut noter que le SRAS apparaît simultanément au lancement de la guerre totale contre le terrorisme, dans le contexte de conflit contre l'Irak. Un pays accusé faussement de posséder un arsenal d'armes bactériologiques, dont l'anthrax et le virus du Nil. Ce constat permet de comprendre le premier niveau de lien existant entre le type d'épidémie virale envisagé et l'objectif d'éradication[112] décidé par les instances du nouvel Ordre mondial.

Qu'il s'agisse de SRAS ou de grippe aviaire, porcine… il est évident que ces maladies n'ont pu apparaître qu'avec la participation effective du milieu de l'industrie pharmaceutique, pétrochimique et militaire. Des acteurs qui ont opéré dans un cadre illégal, pour finalement regrouper tous les éléments afin de pouvoir influencer les membres gouvernementaux nord-américains du milieu économique et politique.

---

[112] Death in the Air, Globalism, Terrorism and Toxic Warfare by Tetrahedron-Publishing-Group, 2001 – Mort dans l'air – Globalisme – Terrorisme – Guerre chimique.

L'APPARITION D'ÉPIDÉMIES VIRALES SUR FOND DE PEUR INTENSE DU BIOTERRORISME

Autant de dossiers d'enquête que Leonard HOROWITZ a pu non seulement exposer, mais aussi prouver maintes fois, notamment en témoignant devant le Congrès américain. Sa déposition porte sur l'émergence d'épidémies tangibles, parallèlement aux effets psychologiques nécessaires à la guerre politique contre le terrorisme. Il argumente disant que le risque pandémique influence profondément la société civile glacée par la peur du bioterrorisme. Qu'en finalité, cela peut permettre aux auteurs d'un tel plan d'aboutir sans faire le moindre éclat à la réduction de la population mondiale, tout en réalisant un profit financier considérable afin de poursuivre leur œuvre macabre, via le financement d'études de hautes technologies.

MANIPULER L'OPINION PAR L'ANXIÉTÉ ET LIMITER LES LIBERTÉS PUBLIQUES

D'une façon générale, quel que soit le thème de campagne – SIDA – drogue – terrorisme – cancer – grippe dite aviaire ou porcine – ces programmes visent à manipuler l'opinion publique en utilisant la propagande d'un haut niveau de risque imminent. Objectif, déclencher l'anxiété à défaut de la peur panique afin que les gens soutiennent divers projets politiques, notamment de nouvelles dispositions législatives minorant les libertés publiques. Ces opérations de conditionnement psychologique s'inscrivent dans le nouvel objectif politico-militaire du nouvel Ordre du monde.

DES SOUCHES VIRALES COMBINÉES À DES VIRUS DE LA LEUCÉMIE À PROPAGATION ULTRA RAPIDE

Rien de surprenant au contenu de ce témoignage, car au cours des décennies précédentes, le montage habile de ces faux semblants a forcément conduit les autorités nord-américaines à se doter de moyens bactériologiques supérieurs à ceux supposés être détenus par le milieu du terrorisme. Ainsi qu'à se mobiliser pour entreprendre d'autres recherches de ce type. Le moyen de squeezer toute forme d'investigation sur les véritables causes d'épidémies infectieuses à caractère pandémique répandues par des souches virales grippales combinées artificiellement à des virus de la leucémie aiguë. Une peste ayant capacité à répandre une nouvelle forme de cancer à la vitesse de propagation similaire à celle de la grippe, par simples contacts avec un sujet infecté. D'autres applications portaient sur la manipulation de virus du cancer du poulet (sarcome) pour les inoculer tout d'abord au singe, puis à l'homme, afin de tester le niveau de capacité invasive de ce type de cancer. Au chapitre 10 – voir les travaux du Dr GALLO.

L'ÉLABORATION DE VIRUS MORTELS RECONNUE, MAIS NON DIVULGUÉE

Dans ce cadre machiavélique de course aux armes bactériologiques, le Dr RAUCHER et d'autres coéquipiers ont aussi employé les radiations pour augmenter la puissance du virus du cancer-sarcome. Ces faits scientifiques inimaginables ont été officiellement reconnus, mais volontairement étouffés par les principaux médias. L'officialisation de la fabrication du SRAS en laboratoire par l'IOSS (institut londonien de sciences sociétales) n'a même pas ému les experts virologues, les mêmes personnages au service des sociétés pharmaceutiques.

LA CIBLE, LE SYSTÈME IMMUNITAIRE

Les fabricants de vaccins et de médicaments sont donc, conjointement aux laboratoires de l'armée, les concepteurs d'armes bactériologiques très puissantes, très toxiques et cancérigènes. Toutefois, elles ne sont pas systématiquement toutes mortelles à court terme. Par exemple, sous prétexte d'éradiquer les moustiques vecteurs de la fièvre du Nil, des formulations chimiques sous forme de pesticides très toxiques ont été répandues par voies aériennes (chemtrails) sur des zones habitées, provoquant tout d'abord un effet débilitant, puis une mort lente par empoisonnement systémique. Dans un deuxième temps, les hôpitaux censés soigner ces populations font office de camps de concentration virtuels, où l'on vaccine à outrance des populations entières. Parmi l'ensemble de ces nouvelles maladies provoquées artificiellement, objet de vaccination, y figure un grand nombre affectant tout spécialement le système immunitaire. L'on répertorie aussi de nombreux cancers pratiquement inconnus il y a cinquante ans. Ceci suggère **la programmation d'un véritable plan génocidaire**, socio économiquement déguisé par certaines autorités politiques.

POUR LA PÉRIODE À VENIR, H1N1 – H5N1 – ÉBOLA...

Si les médias semblent ne plus parler de la grippe A. De leur côté, les chercheurs et les experts en collaboration avec les laboratoires, annoncent avec certitude une nouvelle vague d'épidémie. Ils concentrent leurs travaux sur des supposées tentatives dans l'environnement naturel de croisement des virus H1N1 et H5N1. Ce type de recherche se réalise notamment au sein du laboratoire P4 de Lyon - France. **La transmission aérienne d'Ébola pourrait remplacer H1N1 – H5N1** – voir le chapitre 12.

Ces expérimentateurs sont confrontés à une incompatibilité car la première souche se propage largement, sans tuer vraiment, tandis que la deuxième tue assurément, mais ne se propage pas suffisamment.[113] Dans l'environnement naturel, l'hybridation des deux souches est très improbable. C'est pourquoi ils n'auront de cesse d'y parvenir d'autant mieux qu'ils ont légalement toute latitude pour le faire. À terme, il faut donc s'attendre à de nouvelles tentatives pour semer et récolter la mort grippale, ébolienne…

LA PROPAGANDE DU H5N1 UNE INCITATION À LA VACCINATION MASSIVE AVEC UN VACCIN INOPÉRANT

La grippe aviaire a fait officiellement moins de deux cent dix victimes en Asie du sud-est, région où les conditions sanitaires sont déplorables. Par contre, la grippe basique, ou saisonnière, tue plus de 40.000 nord-américains chaque année, généralement des personnes âgées ayant un système immunitaire affaibli. Selon le magazine USA Today du 9 octobre 2005, il n'existe aucune preuve de la transmission du H5N1 de l'homme à l'homme :

> Ω - « *Les services de santé européens travaillent à contenir le virus de la grippe aviaire qui, jusqu'à présent, n'a touché personne dans cette région du monde. Alors, pourquoi avoir supprimé plus de 140 millions de volatiles pour plus de dix milliards de dollars. Selon les termes de cette propagande, le H5N1 n'a pas encore muté au point de pouvoir se transmettre facilement d'homme à homme ».*

En fait, il est quasi certain que ce virus ne s'est jamais transmis d'homme à homme, si ce n'est au cours de manipulations de laboratoire. Malgré cela, un rapport du Business Week précisait

---

[113] Voir au chapitre 16 – le travestissement des traitements contre la grippe dite aviaire – au chapitre 18 – l'ignoble exemple des sans-abri polonais.

qu'en voulant anticiper une éventuelle pandémie le Sénat américain avait voté un budget de 3,9 milliards $ pour acheter les volumes de vaccins et de médicaments antiviraux nécessaires. Le gouvernement avait même budgété 6 à 10 milliards $ supplémentaires, alors qu'il n'existe aucun vaccin opérationnel pour l'homme. Bien d'autres pays ont fait de même, par exemple la France de son côté projetait la gratuité du TAMIFLU pour la population, sur la base d'un stock de 14 millions de traitements antiviraux, 70 millions de masques, pour un budget 2005-2006 de 600 à 700 millions €.

POURQUOI LE SÉNAT US VOTE-T-IL PRÉCIPITAMMENT DE BUDGÉTISER UN VACCIN QUI N'EXISTE PAS ?

La réponse la plus plausible tient au fait que toutes les données transmises au Sénat ont été faussées pour gagner du temps. Il fallait que ce virus toujours au banc d'essai dans quelques laboratoires du complexe militaro-pharmaceutique puisse devenir transmissible à l'homme. L'objectif reste le même, le contrôle de la population mondiale, en fragilisant le système immunitaire du plus grand nombre, parallèlement à l'énorme profit financier qui peut en découler. Si le vaccin n'existe pas, c'est parce qu'il est inenvisageable de le produire.[114] Mais il faut vacciner à tout prix les populations.

Dans l'optique d'un supposé bénéfice vaccinal en faveur des populations, il faudrait du temps, de nombreuses adaptations consécutives au potentiel mutagène rapide et très diversifié

---

[114] Voir au chapitre 18 l'interview, notamment la fin, d'Agnès HOFFENBACH, directeur de recherche chez Sanofi-Pasteur l'un des principaux fabricants mondiaux de vaccins « Ni la souche virale pandémique, ni sa capacité à pousser sur l'œuf (productivité), ni la dose à utiliser dans le vaccin pandémique ne sont connues, je vous le redis c'est une maladie du poulet ». Elle estime que les premières doses de vaccins pourraient être délivrées quatre mois après la mise à disposition des souches virales par les laboratoires de référence de l'OMS.

(souches multiples) de nouveaux virus mutants obtenus en laboratoire, ce qui reviendrait à réussir une opération d'alchimie. Cela par comparaison au comportement de virus existant depuis longtemps dans l'environnement naturel, dotés d'une relative stabilité génétique – chapitre 25.

Interview de Bruno LINA, directeur du service virus influenza et pathogènes – directeur du centre national de référence sur la grippe, actuel directeur du laboratoire UCBL de Virologie et Pathologies Humaines « ***Le vaccin, il faudra le faire à toute vitesse !*** *Le problème est qu'on ne sait pas de quelle façon le virus mutera avant d'être transmissible d'homme à homme. Or,* **tant qu'on n'a pas la souche responsable de la pandémie, on ne peut pas fabriquer le moindre vaccin**. *À mon avis,* **il faudra six mois** *entre le moment de l'identification du virus et celui des premières vaccinations, le temps de le transformer en souche vaccinale, puis de la transmettre aux producteurs et de fabriquer en quantité suffisante pour lancer des campagnes massives de vaccination. Le vaccin, il faudra le faire à toute vitesse, tant qu'on n'a pas la souche responsable de la pandémie on ne peut pas fabriquer le moindre vaccin ».*

LES RÈGLES DE DÉONTOLOGIE MÉDICALE SONT BAFOUÉES

Avant d'être utilisé sur la population, tout vaccin expérimental devrait légalement faire l'objet d'une étude épidémiologique de précaution, ce qui n'est même pas le cas des vaccins traditionnels. Les précédents existent, la liste est longue : Vaccin contre la peste porcine – contre la poliomyélite – contre la variole – contre l'anthrax – contre l'hépatite B – plus récemment, contre la maladie de LYME, à cause duquel en quelques mois 750.000 personnes ont été handicapées, avant que ce maudit vaccin ne soit retiré du marché par les autorités.

LES MALADIES IATROGÉNIQUES LIÉES À LA VACCINATION NE SONT PAS OBJECTIVÉES

De nombreux faits scientifiques, cités plus haut, démontrent que les vaccins sont en grande partie responsables de nombreuses maladies : Autisme – Fatigue chronique ou inexpliquée – Fibromyalgie – Lupus – Sclérose en plaques – en France, après à une campagne de vaccination d'hépatite B, le nombre de scléroses est passé de 25.000 à 85.0000 – Arthrite rhumatoïde – Asthme – Allergies – Infections chroniques de l'oreille – Diabète de type 1 – Paralysie... Ces maladies chroniques et débilitantes nécessitent des traitements à long terme, lesquels entraînent à leur tour inéluctablement de nombreux effets secondaires.

Objectivement, les maladies iatrogéniques sont la principale cause de décès parmi les individus de la population nord-américaine. Il ne s'agit que de maladies liées au système médical et/ou contractées au sein de sa structure. Si donc la vaccination traditionnelle et bien d'autres inventions de l'industrie pharmaceutique sèment à minima le handicap et la mort par millions de cas - sans que gouvernement, ni éthique consumériste, n'interviennent, ou stoppent ce fléau – **à quoi peut-on s'attendre si ces plaies étaient délibérément répandues par divers moyens pandémiques à l'échelle planétaire ?**

LES DISPOSITIONS PRISES EN 2009 – 2010 AUGURENT DE CE QUI ATTEND LES POPULATIONS

L'OMS – le 27 avril 2009 – modifie les termes de la définition de pandémie. Maintenant, **pour déclencher un plan pandémique, il suffit qu'une maladie soit identifiée seulement dans deux pays** d'une même zone OMS.

Aucune information ne filtre de l'OMS sur le chiffrage officiel des décès consécutifs à la grippe saisonnière, estimés selon les années entre 250.000 et 500.000 personnes, en moyenne 1000 morts par jour. Depuis une quarantaine d'années, aucune donnée statistique officielle qui démontrerait une quelconque protection de la vaccination contre la grippe saisonnière n'a été établie. Tout au contraire, l'on a dissimulé les données d'une étude danoise permettant de préciser que les vaccinés ont contracté plus facilement la grippe par comparaison aux non-vaccinés.[115]

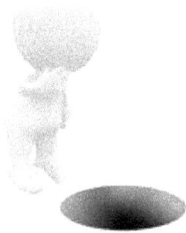

Depuis le début du 19e siècle, la méthode de manipulation reste la même, le grand public n'a jamais pu accéder aux informations précisant qu'au cours de la pandémie grippale de 1918 les individus vaccinés sont morts en très grand nombre à cause du vaccin lui-même. Il est évident que **toutes les épidémies du vingtième siècle ont été déclenchées par des campagnes de vaccination préalables**. Comment peut-on laisser les populations devenir les cobayes de nouveaux types de vaccin, directement testés sur elles, sans étude préalable d'innocuité, sans respect de protocole de mise sur le marché.

REGARD SUR LE MONDE – LES ÉTATS-NATION ONT ÉTÉ INFLUENCÉS PAR LES ORIENTATIONS DE L'OMS – *L'INSTRUMENT DE LA VÉRITABLE GOUVERNANCE MONDIALE*

Alors qu'en octobre 2009, la grippe saisonnière avait provoqué dans le monde 375.000 décès, comparativement aux 15.000

---

[115] **Vaccination anti grippale : une étude danoise qui remet en cause la stratégie officielle...**
http://docteurdu16.blogspot.fr/2012/02/vaccination-anti-grippale-une-etude.html

morts enregistrées à cause de la nouvelle grippe de type H1N1 – source.[116] L'on se demande :

1) Pourquoi une majorité de pays a-t-elle décidé de constituer d'office un stock massif de vaccins et d'antiviraux, par centaines de millions, officiellement considérés comme inefficaces ?

2) Pourquoi en mars 2009, la firme Baxter, bras droit de l'OMS, a-t-elle préparé et expédié illicitement à destination de 4 pays un lot de mélange viral H5N1 (grippe aviaire) et H3N2 (grippe saisonnière) ?

3) Pourquoi des mesures exceptionnelles de vaccination massive ont-elles été prises, incluant le vote de lois d'exception – **lois martiales** – mais sans vouloir en révéler le contenu ?[117]

4) Pourquoi les médias n'ont-ils eu de cesse d'annoncer une déferlante pandémique qui n'existait pas ?

5) Pourquoi aux États-Unis l'armée a-t-elle été déployée sur tout le territoire 600 **camps de concentration**[118] ont été installés, des centaines de milliers de cercueils entreposés. Dans chaque district, de nombreuses fosses communes creusées ?

6) En Grande Bretagne, 50 % des médecins anglais ont annoncé qu'ils refuseraient de se faire vacciner avec le nouveau vaccin H1N1, n'ayant pas confiance dans son mode préparatoire.

---

[116] http://www.sceptiques.qc.ca/assets/docs/argu/Vaccin.pdf
[117] **Quand Obama décrète la loi martiale aux USA**
http://www.comite-valmy.org/spip.php?article402
[118] **États-Unis : À quoi vont servir les 600 camps de concentration de la FEMA ?**
http://blog.syti.net/index.php?article=128

En date du 29 juillet 2009, 600 neurologues britanniques[119] ont reçu une lettre confidentielle du Heath Protection Agency (HPA) attirant leur attention sur la future recrudescence de Guillain Barré[120] alors que cette agence laisse la population des vaccinés dans l'ignorance de cette conséquence gravissime.

Un procès organisé par le ministère britannique de la Santé et de l'ordre des médecins met en cause des médecins intègres, par exemple le Dr WAKEFIELD,[121] qui dénonçaient les conséquences du vaccin ROR – rougeole – oreillon – rubéole – notamment son impact sur l'autisme infantile – son livre « *Callous Disregard – Indifférence glaciale* – mai 2010 » ne sera probablement jamais diffusé en France.

---

[119] **Grippe A : Un vaccin aux risques avérés... et accrus**
http://www.femininbio.com/sante-bien-etre/actualites-nouveautes/grippe-a-vaccin-aux-risques-averes-61575
[120] Une maladie neurologique dégénérative gravissime déclenchée majoritairement par les vaccins.
[121] La future réhabilitation du Dr Wakefield et la honte de ses détracteurs
http://www.sylviesimonrevelations.com/article-la-future-rehabilitation-du-dr-wakefield-et-la-honte-de-ses-detracteurs-66386797.html

CHAPITRE 16

LE TRAVESTISSEMENT DES TRAITEMENTS CONTRE LA GRIPPE DITE AVIAIRE

POUR CONTRER LE VIRUS MANIPULÉ H5N1 DE LA GRIPPE AVIAIRE, PEUT-ON CROIRE AU VACCIN, À L'ANTIVIRAL ?

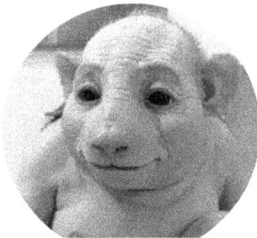

1 - Le vaccin intramusculaire, au premier trimestre 2009, semble toujours en phase expérimentale chez Sanofi-Pasteur.[122] Étonnamment ce laboratoire qui en fabrique depuis 2004 a proposé dès juin 2008 de faire don de 60 millions de doses à l'OMS, pour les besoins internationaux, cherchez l'erreur ?

2 - L'antiviral n'est pas un vaccin, mais un traitement prophylactique (prévention) de la maladie. Ces médicaments ont une action particulière d'inhibition de la neuraminidase[2]. Dans le cas du plan grippe aviaire, ils sont également présentés comme agissant efficacement sur le plan thérapeutique, sur la maladie déclarée, qu'en est-il vraiment ?

---

[122] Voir au chapitre 19 l'interview - contradictoire par rapport à la validité de ce vaccin - d'Agnès HOFFENBACH directrice de recherche chez Sanofi-Pasteur, et celle tout aussi contradictoire de Bruno LINA.

[2]INA, inhibition de l'enzyme présent à la surface des virus A et B – action censée réduire la durée, l'intensité des symptômes et limiter le risque de complication de la grippe.

Vaccin et antiviral sont le principal moyen choisi par les divers gouvernements soumis aux directives de l'OMS pour faire face à une pandémie de grippe dite aviaire, ou de toute autre appellation que l'on voudra. Or, **nous disons d'emblée que ce tandem vaccin & antiviral sera le vecteur de cette maladie**. Cela semble invraisemblable et pourtant les nombreux faits décrits dans ce chapitre étayent suffisamment cette affirmation.

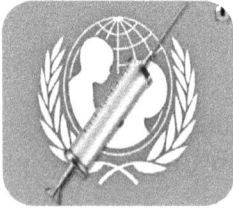

Sigle de l'OMS

Les compléments d'enquête ont été obtenus en approfondissant les premiers éléments indiqués par Business Week. Ils se rapportent à l'accumulation de vaccins et traitements antiviraux commandés par les services de Santé publique des 194 États, évidemment dans l'intérêt des divers fabricants de vaccins et d'antiviraux. Principalement pour les laboratoires Roche, fabricant du Tamiflu, un antiviral supposé être efficace contre le H5N1. Les États-Unis en ont stocké plus de 4,3 millions de doses et d'autres achats avaient été programmés. Au total c'est un formidable business à l'entier profit d'un cartel de fabricants pharmaceutiques, parmi lesquels Sanofi-Aventis-Pasteur.

POURQUOI ACCUMULER UN VACCIN PRÉ PANDÉMIQUE EN PHASE EXPÉRIMENTALE ?

Dans un premier temps pour pouvoir mener une politique de vaccination l'OMS a besoin de coopérateurs utiles au plan de la gouvernance occulte, en l'occurrence les principaux fabricants mondiaux de vaccins et d'antiviraux.[123] Deuxième temps permettre à ces complices d'utiliser ces immenses profits afin d'assurer leur devenir et de pouvoir investir par milliards $ dans la recherche de virus mutants mortifères à visée pandémique.

Sanofi-Aventis-pasteur, l'un des principaux fabricants de vaccins est aussi le partenaire de la société Merck. Le contexte historique de l'immédiat après-guerre fut très favorable au groupe Merck, doté d'une bonne partie du pactole de l'économie nazie – voir au chapitre 10, le sous-chapitre 18. Mais en 2004, son chiffre d'affaires a considérablement chuté après le retrait du marché de l'un de ses médicaments-leader contre l'arthrite, le VIOXX dont le chiffre d'affaires de 2,55 milliards $ représentait 11 % du CA total.

LE RETRAIT DU MÉDICAMENT VIOXX, UNE PERTE DE CA AUSSITÔT COMPENSÉE PAR LE VACCIN H5N1

VIOXX élu médicament de l'année en 2003 par le Congrès de la médecine générale a été reconnu par 6000 généralistes comme le plus performant. Vendu à plus de deux millions de patients dans le monde, il provoqua des effets dévastateurs causant parmi eux 30 à 40 % d'attaques cardiaques et décès, depuis sa mise en vente en 1999. Lors du procès Merck en 2000, on a établi une collusion entre ce laboratoire et la FDA (US Food and Drug administration) mise au courant des attaques cardiaques, alors que le laboratoire poursuivait tranquillement la publicité de ce poison. Après ce procès, le professeur Joseph. S.ROOS et ses collègues de la Mount Sinaï-School of Medicine of New York ont estimé que de nombreux documents utilisés n'étaient pas loyaux, dont la part de risque de décès encouru pour les patients

---

[123] **H1N1 : arnaque et conflits d'intérêts**
http://www.dailymotion.com/video/xcqcch_h1n1-arnaque-et-conflits-d-interets_news

sous VIOXX, notamment pour ceux atteints d'Alzheimer. Ils se sont impliqués à mener une enquête approfondie, une nouvelle affaire VIOXX pourrait donc resurgir.

Mais en avril 2007, après les tractations secrètes des réseaux d'influence et de corruption, les affaires reprennent, car Merck et Sanofi-Aventis-pasteur ont reçu l'homologation de la FDA (Food & Drug Administration) pour leur vaccin contre le H5N1. Selon la FDA, il ne sera pas commercialisé, mais probablement acheté directement par le gouvernement américain en prévision d'une éventuelle pandémie. Cette transaction assure non seulement le renflouement financier, mais aussi l'enrichissement du cartel Sanofi – Merck, qui a été durement pénalisé par l'effondrement des ventes et le procès retentissant du VIOXX. Le vaccin de Sanofi-Pasteur sera désormais fabriqué dans l'usine américaine de SWIFTWATER en Pennsylvanie, opérationnelle dès 2009.

L'aval de la FDA est validé par les résultats d'essai clinique conduit par l'Institut américain contre l'allergie et les maladies infectieuses (NIAID). L'essai aurait démontré que le vaccin « *provoque une forte réponse immunitaire à un très faible dosage d'antigène H5N1, tout en étant associé à des effets secondaires considérés comme bénins* ». Selon Sanofi-Aventis ce vaccin pré pandémique permettra de protéger les populations qui seraient les plus exposées aux souches virales H5N1 contenues dans le vaccin pandémique utilisable durant les premières phases d'une pandémie grippale. Nous démontrerons plus loin qu'il s'agit d'une aberration !

UN SYSTÈME DE SANTÉ SOUS L'INFLUENCE ÉVIDENTE DES LOBBIES

Andrew Von ESCHENBACH, au nom de la FDA, a déclaré « *La menace d'une pandémie grippale est l'un des problèmes de santé publique les plus importants auquel notre pays et le monde sont confrontés* ». À contrario, selon les données de la FDA, aucune forme humaine de la maladie n'a jamais été recensée aux États-Unis. Depuis 2003 – 300 personnes ont été infectées dans le monde – plus de la moitié sont décédées – mais est-ce réellement à cause de la souche de virus H5N1 ?

Fin février 2007, un groupe consultatif d'experts indépendants de la FDA avait recommandé l'utilisation du vaccin expérimental de la grippe aviaire développé par le laboratoire Sanofi-Pasteur. Depuis lors le gouvernement américain et certains laboratoires internationaux, dont Sanofi-Pasteur, ont poursuivi des programmes de recherche afin de développer des vaccins de prochaine génération offrant la protection la plus large possible en cas de pandémie. Confirmation le 28 avril 2008, lorsque Sanofi-Pasteur annonce que le Département américain de la Santé (US Department of Health and Human Services) a réceptionné un nouveau lot de vaccins H5N1 sous forme de concentré en vrac. Soit 38,5 millions de doses vaccinales élaborées à partir d'une nouvelle souche de grippe aviaire. Cette livraison s'inscrit dans le cadre d'un contrat pluriannuel signé avec le Département américain de la santé, au titre de son programme de préparation à la pandémie. Elle s'élève à 192,5 millions $ comptabilisés pour le seul deuxième trimestre 2008.

En 2007, Sanofi-Pasteur avait déjà perçu la somme de 126,9 millions $ pour un lot de vaccin pré pandémique également sous forme de concentré en vrac. Une somme plus que doublée en 2008 à la suite de plusieurs livraisons faites cette année-là. En juin 2008, Sanofi-Pasteur prend l'initiative de s'engager à faire don, sur une période de 3 ans, de 60 millions de doses de vaccins H5N1 à l'OMS. Un geste assurant une image médiatique auprès de l'opinion publique, tout en garantissant l'enrichissement des industriels par le calendrier des programmes de fabrications vaccinales en cours et à venir.

D'un autre côté, les laboratoires Sanofi-Aventis et Merck travaillent actuellement à produire le premier vaccin contre un cancer sexuellement transmissible, destiné aux adolescentes. Merck est aussi tristement célèbre pour avoir produit le premier vaccin contre l'hépatite B, responsable du déclenchement de l'épidémie de SIDA, selon des rapports scientifiques publiés dans l'un des best-sellers du Dr Horowitz LG : Emerging Viruses – AIDS & Ebola – Nature, Accident or Intentional ? Sandpoint, ID-Tetrahedron Publishing Group, spring 2001.

CHAPITRE 17

LA PRÉTENDUE PROTECTION DU VACCIN GRIPPAL

LL'IMMUNITÉ DES POPULATIONS EST D'ORES ET DÉJÀ FRAGILISÉE

Depuis l'enfance, outre les intrants chimiques de l'alimentation, les ensembles cellulaires, incluant ceux du système immunitaire, ont été confrontés maintes fois aux diverses souches virales même atténuées des nombreux vaccins administrés jusqu'à l'adolescence. Les diverses compositions vaccinales injectées dans le sang contiennent des métaux lourds (aluminium et mercure), de multiples substances chimiques hautement toxiques à dose infinitésimale. À l'âge adulte, pour les seniors s'ajoutent deux vaccins, celui contre la grippe saisonnière et celui censé être capable de prémunir d'une supposée pandémie portant au choix un nom d'oiseau ou de mammifère d'élevage. Ces doses de poison antigrippales contiennent illicitement du mercure et un nouvel additif, le squalène, une bombe cellulaire à effet différé. Comment imaginer un seul instant qu'en ajoutant ces substances supposées capables d'inhiber le processus d'infection du virus de sous type H1N1, l'on pourrait protéger le grand public.

PROPAGANDE DE PANDÉMIE PAR LES POUVOIRS PUBLICS

De même que l'individu croit être tranquille après avoir souscrit une assurance santé à 100%, en cas de pandémie grippale ou d'attaque bactériologique les gens pensent être totalement sécurisés par les dispositions spectaculaires des gouvernements. Depuis les années 2008, au moment opportun de la saison grippale, ce type de mesures est annoncé, via les médias, sans discontinuer, par chacun des États, notamment par l'administration américaine.

La plupart des hauts responsables de la défense américaine, dont William COHEN Secrétaire à la défense sous la législature CLINTON, ont su impressionner les foules quant à une prétendue vulnérabilité des États-Unis confrontés au terrorisme bactériologique. Est-il cohérent de dévoiler aux médias un risque majeur probable alors qu'habituellement ceci est considéré comme faisant partie du secret-défense ? D'autant plus que ce type d'annonce pourrait servir les desseins d'ennemis potentiels !

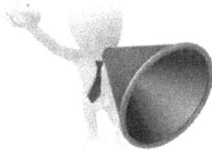

Sans s'essouffler un seul instant, les médias se transforment en prophètes de malheur annonçant l'arrivée quasi certaine d'une pandémie, sous forme d'un terrible virus grippal humain. « *Il pourrait faire autant de ravage, 50 à 80 millions de vies, que la grippe dite espagnole de 1918* », disent-ils. L'individu se demande alors s'il pourra en réchapper et forcément l'anxiété[1] s'installe dans les esprits. Pourquoi les divers médias pourtant formés et en partie exercés aux techniques pointues de l'investigation (Watergate), restent-ils muets au sujet de faits si nombreux se rapportant à une évidente préparation de pandémie massive ?

[1]Voir au chapitre 15 – le sous-titre Manipuler l'opinion par l'anxiété et limiter les libertés publiques.

Comme cela est connu des chercheurs sur le mondialisme, les médias sont manipulés et bâillonnés depuis les années 1920 pour tout ce qui se rattache à la planification d'un nouvel Ordre mondial. S'ils font semblant de ne pas être de fidèles supporters du pouvoir politique en place, lui-même soumis aux directives de l'OMS et d'autres autorités convergentes, ce n'est qu'une façade permettant aux réseaux occultes d'opérer tranquillement à l'arrière-plan.

Le rôle des médias se limite qu'à diffuser en boucle des informations d'ordre général, en privilégiant les évènements qui peuvent susciter l'effet du sensationnel, le jeu du spectaculaire. Il s'agit d'occuper les esprits du plus grand nombre de gens le plus longtemps possible. Une démarche qui sert au premier rang les intérêts du cartel mondialiste. Toutes les retombées malfaisantes pour les masses humaines sont un passage obligé dans l'optique de cette élite.

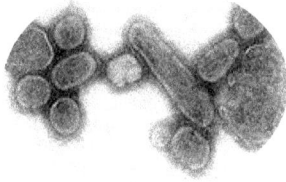

L'ARMÉE DÉTERRE LES MORTS POUR PRÉPARER LA PROCHAINE PANDÉMIE

En 2005, après dix années d'intenses recherches, les pathologistes de l'équipe de Jeffery TAUBENBERGER de l'Institut de pathologie des forces armées US de Rockville (Armed Forces Institute of Pathology – AFIP) ont fait une impensable reconstitution de fragments pulmonaires déterrés dans les terres gelées (pergélisol) de l'Alaska sur des victimes de la grippe dite espagnole, dans quel but ?

Photographie électronique du Virus H1N1 de la Première Guerre mondiale, reconstitué par génie génétique en 2005 à partir d'échantillons de tissus humains de 1918 récupérés en Alaska en 1995.

ESPAGNOLE LA GRIPPE ?

La réponse officielle est confondante ! *Il s'agit d'être à même d'analyser les caractéristiques du virus H1N1 par rapport à celles du H5N1, afin de mieux se préparer à toute éventuelle pandémie à venir.* Espagnole la grippe, pas du tout ! Elle fut préparée par l'un des premiers programmes d'armes bactériologiques dans les laboratoires secrets d'une base américaine du Kansas. Dans le cadre d'une multi vaccination obligatoire, l'on y vaccina tous les soldats. Mais une fois arrivés sur les divers fronts de la Grande Guerre, ils furent le vecteur de la pandémie la plus mortelle de l'histoire contemporaine. Les populations, dont le système immunitaire était grandement affaibli par de nombreuses privations, par une mauvaise hygiène, par un stress intense causé par l'anéantissement social et sociétal de ce conflit ravageur, n'ont pas pu résister à ce nouveau virus manipulé. Pour les soldats US multi vaccinés le rythme d'expansion fut sept fois plus meurtrier par rapport aux civils européens vierges de toute vaccination.

Une des caractéristiques de la grippe de 1918 était sa contagiosité, d'où l'étendue de sa propagation. Ce qui n'est pas le cas de la grippe aviaire dont la nature virale est si foudroyante qu'elle ne peut se propager à grande échelle aussi vite que voulu. Il faut retenir de cette nouvelle forme de peste et de vaccin correspondant, qu'ils ne sont pas suffisamment au point pour atteindre le but fixé de pandémie programmée d'éradication massive.

POURQUOI LE H5N1 PRODUIT-IL UNE INFECTION FOUDROYANTE ?

La souche virale synthétique (élaborée dans les laboratoires de génie génétique) ne serait pas reconnue par la signalisation cellulaire,[124] ce qui déclencherait une tempête de cytokines (cellules du système immunitaire) qui activent l'inflammation dix fois plus qu'au cours d'une grippe classique -saisonnière. Ce qui entraîne des pneumonies avec insuffisance respiratoire aiguë, entraînant souvent la mort.

Selon le Dr Michael OSTERHOLM de l'université américaine du Minnesota, par comparaison aux conséquences de la grippe saisonnière, la grippe dite aviaire est beaucoup plus mal supportée chez les individus en relative bonne santé. C'est le cas du plus grand nombre, dont le système immunitaire plus actif produira plus de cytokines.

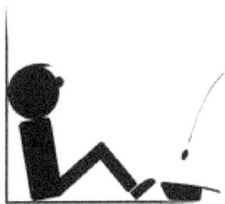

L'ignoble expérimentation. Le 2 juillet 2008, l'article de Matthew DAY du Telegraph, décrivant des sans-abri polonais morts après un essai de vaccin de la grippe aviaire, aurait dû faire la une des médias. *« Le personnel médical de la ville septentrionale de Grudziadz a été l'objet l'an dernier d'une enquête portant sur un très grand nombre d'essais médicaux à l'encontre de 350 sans-abri et de pauvres. Les procureurs précisent qu'un vaccin hautement contagieux a été utilisé contre ces sans-abri. Les autorités affirment que les victimes ont reçu 12 € pour accepter de tester ce qui semblait être un vaccin contre la grippe classique. Mais selon les enquêteurs c'était un vaccin d'essai contre grippe aviaire. Le ministre de la Santé, Ewa KOPACZ a déclaré que les médecins et les infirmières impliqués dans ces essais mensongers ne devaient pas revenir et exercer leur profession comme si de rien n'était. Il est dans l'intérêt de tous les médecins que ceux qui sont responsables de cette situation soient punis, a ajouté le ministre ».*

---

[124] Voir au chapitre 13 – le sous-titre – que se passe-t-il lors d'une réponse immunitaire normale.

LES MOYENS MIS EN ŒUVRE POUR UNE PROCHAINE PANDÉMIE ?

Toutefois, le rapport polonais initial, repris par le journal Telegraph, était incomplet. Il s'agissait de dire que le test secret d'un vaccin en cours d'achèvement était prévu pour l'Europe. Cette opération s'effectuait dans le cadre d'un contrat donné à l'entreprise Sanofi-pasteur-Merck par le Homeland Security du gouvernement des États-Unis. Pourquoi depuis 1982, en Chine, cette même entreprise produit-elle de grandes quantités un vaccin identique dans son usine chinoise, en cours d'extension ? Parce que le Continent asiatique est particulièrement visé pour être le point de départ d'une prochaine pandémie. Pour le reste du monde, la propagation de cette pestilence serait facilement assurée par la mise à disposition de stocks viraux disposés en secret sur tous les autres continents. On pouvait lire dans Global Research du 15 août 2008, un journal issu du Centre de recherche sur la mondialisation (CRG) l'article de F. William. ENGDAL – l'inquiétant projet du Pentagone :

« Il existe des preuves alarmantes qui ont été produites et accumulées par des sources scientifiques sérieuses précisant que le gouvernement des États-Unis est sur le point d'avoir ou aurait déjà une arme qui porte le nom de grippe aviaire. Si les rapports sont exacts, cela pourrait déclencher une nouvelle pandémie sur la planète. Laquelle pourrait être plus dévastatrice que l'épidémie de grippe espagnole de 1918 qui a tué au moins 80 millions de personnes dans le monde avant de se résorber. Les expériences du Pentagone et de l'Institut national de la santé des États-Unis réalisées avec les restes congelés du virus de 1918 sont de la pure folie scientifique. Est-ce que les États-Unis sont sur le point de déclencher une nouvelle pandémie sélective raciale dans le cadre d'un processus de vaccination obligatoire avec un vaccin prétendument fabriqué contre la grippe aviaire ? »

CHAPITRE 18

VALEUR THÉRAPEUTIQUE DES DIVERS TRAITEMENTS VACCINAUX CONTRE LE H5N1 ET SOUS TYPES

Il ne serait efficace qu'à 54 %. D'après une étude parue dans la revue américaine New England Journal of Medicine (NEJM), du 30 mars 2006, sur 451 adultes vaccinés l'année dernière (2005) un peu plus de la moitié, 243 auraient développé une réponse immunitaire suffisante. NEJM qualifie le niveau de pauvre, de modéré. Cet essai a été commandé et financé par le NIH (National Institute of Heath – l'institut américain de la santé). Sanofi-Pasteur-Merck indique un taux d'efficacité de 54, alors que la moyenne de réussite vaccinale sur les diverses maladies grippales en 2005 était de 23 %, dans la mesure où le vaccin correspondait bien au virus grippal en circulation.

Il faut noter le niveau effectif de fiabilité de ce dernier pourcentage – 23 %, car il se rapporte à une analyse portant sur plusieurs dizaines de millions de vaccinés à travers le monde. Il n'est donc pas comparable avec celui – 54 % – d'un échantillonnage expérimental isolé de 451 adultes. De plus, il faut savoir faire la distinction entre la réponse immunitaire et la résistance réelle après l'enclenchement de la maladie. Voir ci-dessous, le tableau comparatif d'objectivité des tests.

UN RÉSULTAT DE TEST PRÉSENTÉ COMME UN SUCCÈS MÉDIATIQUE... PAUVRES COBAYES !

Statistiques OMS sur la grippe aviaire dans le monde 2003 à 2008			Test vaccinal prototype Sanofi – Pasteur sur le virus H5N1 Mars à juillet 2005				Analyse mondiale de la vaccination des maladies grippales en 2007 sur sous types du H1N1	
Nombre de cas	Sans mortalité	%	Nombre total de personnes : 451		% de réussite		Nombre de personnes	% de réussite
383	142	37	352 (a)	99 (b)	54 (b)	22 (a)	Des dizaines de millions	23
			Dosage du vaccin	180 µg	15 µg		Dosage du vaccin	15 µg

De mars à juillet 2005, 451 personnes en bonne santé ont eu l'insouciance d'intégrer ce test de vaccination grippe aviaire. Il s'agissait d'adultes de 18 à 64 ans – 352 ont reçu une seule dose vaccinale conventionnelle de 15 microgrammes (µg) et seulement 22 % ont obtenu un niveau immunitaire suffisant – 99 d'entre eux ont reçu deux doses vaccinales de 90 microgrammes (180 µg), soit onze fois la dose conventionnelle, ce qui a permis d'atteindre ce niveau de pourcentage très médiatique – source.[125] À supposer que les données de cette expérimentation soient fiables, en transposant ce pourcentage, dans le cas d'une éventuelle pandémie aviaire, ou porcine, ou de n'importe quelle autre appellation... supposée plus virulente que celle de la grippe dite espagnole, sur une population mondiale de 6,705 milliards d'individus, dont 75 % seraient vaccinés à 15 µg, sans se livrer à des spéculations morbides, cette fois au terme d'une année ce

---

[125] **Grippe aviaire : un vaccin français efficace contre le H5N1**
http://lci.tf1.fr/science/2006-03/grippe-aviaire-vaccin-francais-efficace-contre-h5n1-4894256.html

serait plus de trois milliards d'âmes qui seraient en danger de mort.

Comparatif entre statistiques et tests officiels. Sanofi-Pasteur annonce que son vaccin contre la grippe aviaire est efficace à 54 % contre le H5N1, en se basant sur un test limité à 451 adultes. Ce que l'US National Institute of Heath (NEJM) commanditaire de ce test, qualifie de pauvre, de modéré. La moyenne concrète (à grande échelle) de réussite vaccinale relative à des virus circulants (typiques), observée sur des millions de personnes est de 23 % (la grippe saisonnière tuant à elle seule environ 32 000 Américains chaque année).

Pourquoi ces tests sont-ils faussés ? Qu'il s'agisse de grippe aviaire, de grippe saisonnière, ou de toute autre forme grippale, le taux officiel d'obtention de niveau d'immunité suffisant ne dépasse pas 23. C'est donc près de quatre-vingts personnes sur cent qui ne seraient pas protégées, par la vaccination, moyen considéré comme le plus efficace. Près de quarante personnes sur cent parviennent à résister au virus H5N1 sans vaccination, alors qu'elles vivent dans un contexte de pauvreté (88 % en Asie) caractérisé surtout par un niveau d'hygiène très bas (absence d'eau courante – d'évacuation normalisée des eaux usées – eaux stagnantes polluées – Proximité immédiate des déchets animaux – manque d'hygiène corporelle – manque de bien-être de l'habitat – manque de nourriture, qualitativement et/ou quantitativement...) Ce qui affecte d'autant la capacité de réactivité et de défense de leur système immunitaire.

POUR Y VOIR TOUJOURS PLUS CLAIR

Nous avons conduit une investigation directe auprès des principaux experts, en questionnant tout d'abord Agnès HOFFENBACH, directeur de recherche Sanofi-pasteur-Merck. Puis Bruno LINA, professeur en virologie, chercheur au laboratoire de virologie et pathogenèse virale au CNRS

Université Lyon 1, et à l'époque directeur du Centre National de Référence Influenza (grippe) région France-Sud.

Voici les points essentiels se rapportant à la fiabilité du vaccin H5N1, explicités en février 2006, lors d'une **première interview avec Agnès HOFFENBACH** (A.H), directeur de recherche de Sanofi-Pasteur.

Questions posées par notre confrère du magazine ERA (Entreprises Rhône-Alpes) de février 2006, n° 1480 – Lyon étant le siège opérationnel de Sanofi-Pasteur-Vaccins, principal fabricant mondial.

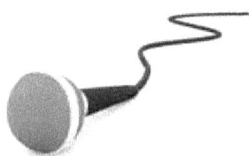

• **ERA** : Où en sont les recherches du laboratoire pour la mise au point d'un vaccin contre la grippe aviaire. ?

A.H : « *Nous avons produit un vaccin prototype, afin de tester le procédé de fabrication avec le virus aviaire, et avons conduit une étude clinique pour déterminer le meilleur schéma vaccinal. Une deuxième étude clinique pour évaluer d'autres formulations sera engagée cette année. Puis nous soumettrons ces données à l'Agence européenne du médicament (EMEA–ndlr). L'objectif de ce travail de préparation est d'employer les techniques que nous utilisons pour le vaccin contre la grippe hivernale* (saisonnière). *Pour mettre au point ce vaccin prototype, nous avons utilisé le virus H5N1 qui circule chez les poulets et qui a infecté quelques humains. Pour l'heure, ce vaccin pourrait être protecteur si le virus H5N1 ne mute pas trop* ».

• **ERA** : Mais il va muter ?

A.H : « *Oui, c'est inhérent aux virus, en particulier aux virus de la grippe. Toutefois, ces mutations peuvent être plus ou moins importantes. Elles peuvent, en outre, n'affecter que certaines* parties *du virus qui ne seront pas forcément celles qui compromettraient l'efficacité du vaccin* ».

• **ERA** : Cela fait beaucoup de « si »…

A.H : « *Il est certain que plus le virus sera "humanisé", plus il sera différent de celui que l'on trouve aujourd'hui chez les oiseaux et moins le vaccin pourra être efficace. Le danger de la pandémie, c'est que le virus tue. Le vaccin doit éviter la mortalité élevée en cas de pandémie. On peut imaginer, au moins, que si le vaccin en l'état n'est pas complètement protecteur, il protège les populations contre la morbidité. Aujourd'hui on ne sait pas si le vaccin prototype pourrait avoir une capacité de protection croisée contre le virus pandémique que nous ne connaissons pas. Nous formulons des hypothèses, mais n'avons pas de certitude* ».

• **ERA** : quand le vaccin sera-t-il prêt ?

A.H : « *Le prototype est prêt et une fois défini le meilleur schéma de vaccination, nous soumettrons un dossier d'enregistrement. Les premières étapes de la soumission sont programmées pour 2006* ».

• **ERA** : Ce sera peut-être un peu tard ?

A.H : « *Nous faisons le maximum pour être prêts, dès que nous sera donné le signal de la déclaration de pandémie, à lancer la production. L'étape n° 1 consistera à récupérer* **le virus** *qui s'attaque à l'homme. Il* **sera isolé par les centres de références de l'OMS qui ont la compétence pour le collecter – l'analyser – l'isoler – le modifier** *– puis le fournir aux producteurs de vaccins. En France, Sanofi Pasteur est le seul laboratoire producteur de vaccins et, donc à même de lancer cette production* ».

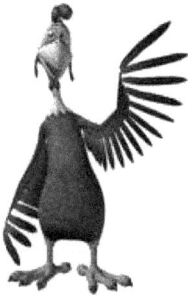

• **ERA** : Vous semblez très sereine : n'y a-t-il pas de vraies raisons d'avoir peur ?

A.H : « *Je pense que non parce que, pour l'instant, la grippe aviaire est une maladie du poulet. Il faut surveiller le virus, voir s'il se modifie, tenter d'éviter qu'il ne passe à l'homme et, le cas échéant, être en* *mesure de donner l'alerte le plus vite possible ».*

« Il y a des moyens de se protéger et la surveillance en fait partie, parmi d'autres. Pour l'heure, on tue les poulets. Dans certains pays, on commence à les vacciner. D'autre part, on parle beaucoup du Tamiflu (voir à ce propos, ci-dessous, l'interview de Bruno LINA) *– c'est un premier élément de défense. Pour l'instant, les personnes qui sont mortes l'ont été par une forte charge virale parce qu'elles étaient en contact avec des poulets infectés. Ici, en France, il n'y a pas de risque de contracter le virus. Certes, le danger pandémique existe. Les experts pensent que la pandémie arrivera – Sans savoir quand – Mais je ne veux pas être alarmiste – Aujourd'hui, je le redis – C'est une maladie du poulet ».*

• Voici les **propos complémentaires de Sanofi Pasteur** recueillis par Anne Joly du magazine ERA :

Ce fabricant annonçait, mi-décembre, les résultats préliminaires des essais d'un premier candidat vaccin contre la grippe pré pandémique H5N1, ils ont été réalisés en France, sur 300 volontaires sains, l'administration du vaccin avec adjuvant a entraîné une réponse immunitaire dont les taux (non indiqués ici) correspondent aux exigences des agences de réglementation pour l'autorisation d'un vaccin grippal saisonnier. Ces résultats serviront de base au laboratoire pour orienter les prochains développements d'un vaccin contre la grippe pandémique. Les essais ultérieurs porteront sur les doses à injecter afin d'identifier des stratégies et d'utiliser moins de vaccins.

Par ailleurs, Agnès HOFFENBACH nous a déclaré ne pas être en mesure de répondre à la question du nombre de doses de vaccins qu'il faudrait produire en cas de pandémie puisque dit-elle **ni la souche virale pandémique**, *ni sa capacité à pousser sur l'œuf (productivité),* **ni la dose à utiliser dans le vaccin pandémique ne sont connues.** Elle estime que *les premières doses de vaccins* pourraient être délivrées *quatre mois après* *la mise à disposition des souches virales* par les laboratoires de référence de l'OMS.[126]

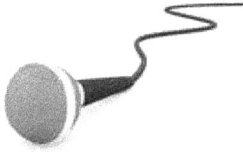

Deuxième Interview d'ERA avec Bruno LINA, en février 2006ERA a rencontré aussi, en février 2006, Bruno LINA (B.L), professeur en virologie, chercheur au laboratoire Virologie et pathogenèse virale au CNRS (Université Lyon 1) et directeur du centre national de référence influenza (grippe) région France-Sud. Propos recueillis par Anne Joly. L'interview a été réalisée le 12 décembre 2005.

- **ERA** : Pour l'heure, le vaccin contre la grippe aviaire n'existe pas – comment se prémunir, en l'attendant ?

B.L : « *Si l'on voyage en Asie, il faut éviter d'aller voir des oiseaux dans les zoos, les volières, les élevages, évidemment... et rester à distance des endroits où se trouvent des volailles vivantes, marchés, combats de coqs... Pour autant, il ne faut pas cesser de voyager* » !

- **ERA** : Et si la pandémie se déclare ?

B.L : « *L'OMS note en effet que, statistiquement, une pandémie pourrait survenir puisque, selon les tendances historiques, il en survient trois à quatre chaque siècle (1918-1919 – 1957-1958 et 1968-1969 au XXᵉ siècle) que H5N1 est le meilleur candidat qui soit... Mais il est impossible de prévoir le moment où surgit une pandémie – ni de savoir si H5N1 mutera effectivement. Reste que des mesures sont prises, au niveau des États, pour diminuer les risques que ferait courir à la santé publique une pandémie de ce type* ».

- **ERA** : Quels seraient les moyens mis en œuvre ?

---

[126] http://www.brefonline.com/numeroERA_affichearticle.asp?idA=2596 (site retiré du web en 2012)

B.L : « *Avant l'arrivée du vaccin, la priorité est de ralentir la progression du virus. Les moyens de lutte sont de deux sortes – barrières physiques et produits antiviraux spécifiques. Pour les premières, il s'agit du port du masque comme de l'isolement des foyers infectieux, des produits antiviraux peuvent être administrés aux malades ce qui permet notamment de diminuer leur contagiosité* ».

- **ERA** : Et le vaccin ?[127]

B.L : « ***il faudra le faire à toute vitesse !*** *Le problème est qu'on ne sait pas de quelle façon le virus mutera avant d'être transmissible d'homme à homme. Or,* **tant qu'on n'a pas la souche responsable de la pandémie, on ne peut pas fabriquer le moindre vaccin.** *À mon avis,* **il faudra six mois** *entre le moment de l'identification du virus et celui des premières vaccinations, le temps de le transformer en souche vaccinale, puis de la transmettre aux producteurs et de fabriquer en quantité suffisante pour lancer des campagnes massives de vaccination* ».

- **ERA** : Que se passera-t-il pendant ce temps de latence ?

B.L : « ***Nous affronterons les premiers mois de la pandémie sans vaccin.*** *La mortalité d'une grippe normale étant de 0,1 %, l'un des enjeux est déjà d'abaisser la mortalité de la grippe d'aviaire à ce niveau-là... Ensuite, il faudra étudier certains paramètres importants, notamment bien identifier les catégories à risque, la grippe espagnole avait été particulièrement meurtrière chez les hommes dans la force de l'âge* ».

---

[127] La réponse de ce spécialiste à la question d'ERA sur la préparation de vaccins contre les diverses formes grippales est on ne peut plus explicite, elle ne laisse aucun doute sur l'obligation d'attendre, connaître, la souche virale qu'un vaccin est censé enrayé. Or, sans que ne se déclare la moindre pandémie grippale, bien avant 2006 jusqu'à ce jour, nombre de manipulations artificielles clandestines, dont celles du H5N1 (grippe aviaire), ont été réalisées dans les divers laboratoires du monde. Pour preuve tangible, la découverte du trafic de souches virales opéré par la firme Baxter en mars 2009 (voir au chapitre 7 – la trame de la pandémie est prête). http://www.horizons-et-debats.ch/index.php?id=1734

- **ERA** : Le vaccin contre la grippe classique est définitivement inefficace contre la grippe aviaire ?

B.L : « *Contre la grippe aviaire il ne sert à rien. Reste que les individus qui ont absolument tenu à se faire vacciner ont créé une situation déplorable car des personnes à risques, âgées ou immunodéprimées, se trouvent aujourd'hui privées de doses* ».

Oyez ! Braves gens, c'est à mon tour ! L'on passe si facilement du gallinacé au cochonnet !

Depuis cette première interview en 2006, Bruno LINA est devenu directeur du Centre national de référence de la grippe. Interviewé le 5 juin 2009, il prévoyait qu'un tiers de la population mondiale serait touchée, cette fois par la grippe porcine, avec une mortalité annoncée de 1 pour 1000, soit 2 millions de morts dans le monde, selon lui « *le tarif minimum si l'on ne vaccine pas les populations* ».

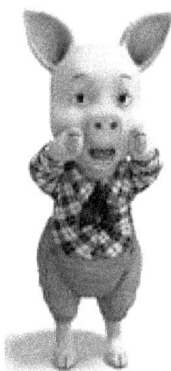

Cette épidémie ayant coûté au total 700 vies, dans les pays pauvres à cause de mauvaises conditions humaines et sanitaires, nul doute que ses prévisions hyper alarmistes, aujourd'hui totalement démenties, ont été influencées par l'OMS et ne sont que le reflet d'une évidente connivence avec le milieu des intérêts pharmaceutiques et lobbies mondialistes, aux ordres du cartel occulte.

Voir au chapitre 16 – l'on veut faire croire à deux principaux moyens de traitement – pourquoi accumuler un vaccin pré pandémique en phase expérimentale et la vidéo.[128]

---

[128] **H1N1 : arnaque et conflits d'intérêts**
http://www.dailymotion.com/video/xcqcch_h1n1-arnaque-et-conflits-d-interets_news

Un Ersatz de vaccin contre la grippe aviaire. Pourquoi faire croire à l'opinion publique que certains gouvernements ont pris toutes les précautions en cas de pandémie de grippe aviaire, en stockant massivement un vaccin qui n'en est pas un. Voir au chapitre 5 – les **bases animales** laissent leur empreinte protéique – démonstration de la totale inadaptation vaccinale au modèle hautement sophistiqué de la signalisation cellulaire du corps humain et de sa très grande dangerosité.

La citation du NIAID (National Institute of Allergy and infectious diseases - l'institut national de santé américain) faite par le Dr Anthony FAUCI, le 23 février 2009, dans le cadre de la recherche d'un médicament antigrippal universel, complète nos dires :

Ω - « *Dans le cas d'une pandémie de grippe, les anticorps monoclonaux du corps humain pourraient être un important complément aux médicaments antiviraux pour contenir l'épidémie* **jusqu'à ce qu'un vaccin soit disponible.** *Les estimations actuelles suggèrent des doses initiales d'un nouveau vaccin contre une pandémie de grippe,* **ce qui pourrait prendre de quatre à six semaines pour sa production** ».

Cette citation prend tout son sens lorsque l'on sait que la science vient de révéler – point clé – **l'inutilité des anticorps induits par les vaccins pour combattre les virus.**[129] La stimulation artificielle du système immunitaire produit exactement l'effet inverse en inhibant la production utile d'anticorps, notamment les cytokines de type Th2. Cette révélation s'ajoute à tous les autres arguments qui démontrent le non fondé de l'idéologie pro-vaccinale.

---

[129] **Les fondements de la théorie vaccinale s'effritent car la science révèle l'inutilité des anticorps pour combattre les virus**
http://www.alterinfo.net/Les-fondements-de-la-theorie-vaccinale-s-effritent-car-la-science-revele-l-inutilite-des-anticorps-pour-combattre-les_a73693.html

Rappel : en 1995, une expédition de scientifiques de l'armée américaine est conduite en Alaska pour déterrer le virus H1N1 sur des tissus humains congelés depuis 1918 (chapitre 16). Il faut savoir que le type de virus influenza est différent d'une épidémie à une autre. Le H2N2 fut à l'origine de la grippe asiatique. Le H3N2 fut à l'origine de la grippe de Hong-Kong. C'est à chaque fois un nouveau réarrangement génétique avec facteur rapide de multiplication qui apparaît. Il est quasi impossible que ces réassortiments se soient produits d'eux-mêmes dans l'environnement naturel. Par contre, il est probant que ce soit la résultante délibérée d'essais de nouvelles souches élaborées dans des laboratoires de biotechnologie de l'armée et du secteur privé, puis disséminées parmi les populations, en commençant par le continent asiatique.

Étant donné que depuis 1918, le H1N1 n'a plus été à l'origine des épidémies grippales suivantes, seulement un sous-type lié aux grippes classiques saisonnières, il ne servait à rien de le déterrer. Sinon pour en exploiter la capacité de propagation, ce qui fait actuellement défaut à la capacité souche du H5N1, trop virulente pour pouvoir se répandre géographiquement. Voir au chapitre 17 – l'ignoble expérimentation faite sur les sans-abri polonais, via Sanofi-pasteur-Merck et le Homeland Security américain.

Ce qui laisse entrevoir **la préparation d'un plan de guerre bactériologique** par l'OMS, analyse convergente du journal Global Research du 15 août 2008 - chapitre 18. **L'on cherche à faire croire à** tous milieux – public – politique – médical – y compris dans le domaine de la recherche en virologie, à **la théorie de l'arrivée cyclique de pandémies**.

Pendant près d'un siècle, le Microbisme pasteurien a profondément pénétré les esprits, jouant pleinement en faveur du succès populaire des multiples campagnes de vaccination pour l'enfant jusqu'au vieillard. Dans ce même temps, sous prétexte de protéger les masses humaines de nombreuses maladies, les réseaux de la gouvernance occulte s'organisent à l'arrière-plan de cette propagande pour préparer une éradication massive de l'humanité.

Certains virologues non inféodés aux lobbies pharmaceutiques précisent que les virus du groupe influenza H5 sont au contact de l'homme depuis des décennies sans qu'ils ne puissent infecter leur système immunitaire. S'il y avait eu mutation, elle aurait dû être effective, en aucun cas **l'objet d'annonce mortifère à grand renfort de communiqués médiatiques**. Selon ces chercheurs, du fait de sa nature, ce groupe viral ne se transmet pas à l'homme (voir plus haut, l'interview du directeur de recherche Sanofi-Pasteur « *Aujourd'hui, je le redis – c'est une maladie du poulet* »). L'inadéquation des divers programmes antiviraux est telle qu'en saison 2008-2009 pour la première fois le vaccin contre la grippe saisonnière contiendra simultanément trois nouvelles souches virales, d'où autant de conséquences cellulaires néfastes pour les vaccinés.

L'on peut en déduire. Le vaccin spécifiquement adapté à une pandémie annoncée n'existe pas. Par contre, l'on fait d'intenses efforts pour produire artificiellement des souches virales qui une fois introduites par la vaccination, à défaut de pandémie, généreront assurément diverses maladies iatrogéniques et affaibliront considérablement le système immunitaire de la majorité des habitants de la planète Terre.[130] Les preuves que nous avons produites sont suffisamment explicites pour permettre au lecteur de ne pas être dupe du scénario inimaginable qui est en cours de préparation.

---

[130] Voir au chapitre 15 – Perspective de nouvelle pandémie pour le contrôle de la population mondiale – La cible est le système immunitaire – au chapitre 18 – Pourquoi le H5N1 produit-il une infection foudroyante.

STATISTIQUES OFFICIELLES SUR LA GRIPPE AVIAIRE, LES VRAIES DONNÉES

Depuis le début de l'épidémie en 2003 jusqu'au 7 juin 2008, 383 cas de grippe aviaire AH5N1 ont été officiellement rapportés dans 15 pays, dont 241 décès, soit 63 %. Sur les 241 cas mortels – 108 concernent l'Indonésie – 52 le Vietnam – 20 la Chine – 17 la Thaïlande – 7 le Cambodge – 2 le Laos – 5 l'Azerbaïdjan – 1 le Pakistan en Asie du Sud. Soit au total 206 cas répartis sur le seul continent asiatique, 88 % du total létal mondial – 77 % pour la seule Asie de l'Est.[131]

TOUT S'OPPOSAIT À INVESTIR MASSIVEMENT DANS UN ANTIVIRAL

En cas de grippe commune, le Tamiflu n'en atténue que très partiellement les symptômes et en raccourcit seulement sa durée de 24 h. Son inefficacité est avérée, plus encore pour la fraction du public souffrant de maladies chroniques (immunodéficience). Ce traitement provoque nombre d'effets secondaires graves – bronchite – diarrhées – douleurs gastriques – étourdissements – maux de tête – crise de démence... En 1999, les laboratoires Roche (Hoffman-Laroche) producteurs de cet antiviral ont été reconnus de malversations au sujet de la fourniture de vitamines synthétiques sur le marché mondial.

---

[131] http://virusgrippeaviaire.blogspot.fr/2009/01/bilan.html

SEULEMENT ENRICHIR LES ORGANISATEURS ET BLUFFER L'OPINION PUBLIQUE

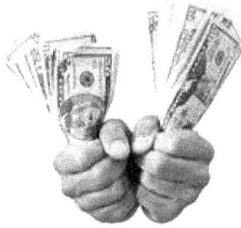

Pour aboutir au but fixé visant à réduire drastiquement la population mondiale, d'abord en affaiblissant le système immunitaire des masses humaines, les instances du cartel motivent certains de leurs collaborateurs par la possibilité d'enrichissement personnel. Les principaux actionnaires des laboratoires Roche, fournisseur de Tamiflu à de nombreux pays occidentaux, notamment aux États-Unis, sont le secrétaire d'État américain à la défense, sous l'administration BUSH, Donald RUMSFELD également président de Gilead et son homologue George SCHULZ membre du Conseil d'administration. Ces hommes politiques ont plus que doublé leur capital d'actions estimées à l'époque à 25 millions $. Sans qu'aucune objection de conflit d'intérêts personnels ne leur soit adressée de la part de l'administration américaine, elle-même placée sous la coupe du CFR.

LES MEMBRES DU CARTEL ORGANISENT EUX-MÊMES LA VACCINATION EXPÉRIMENTALE DE MASSE

En 1976, RUMSFELD a orchestré le plan de vaccination contre la grippe porcine, auprès de 47 millions d'Américains. Il s'agissait d'un vaccin expérimental qui a causé au moins 110 décès et rendus malades 4000 personnes atteintes de Guillain-Barré, une affection touchant la racine des nerfs (démyélinisation de la gaine des nerfs, similitude avec la sclérose en plaques) se traduisant par la paralysie flasque symétrique diffuse particulièrement des membres inférieurs et de la face. Revoir au chapitre 6 – l'avant dernier paragraphe du sous-titre savoir refuser la vaccination – comment réagir en cas de pandémie.

SUCRE EMPOISONNÉ, VACCINATION ET ANTIVIRAL FONT BON MÉNAGE

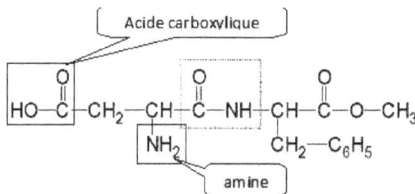

En 1981, la FDA (Food and Drug Administration – Autorité officielle de certification alimentaire et pharmaceutique) reconnaissait un rapport direct entre l'aspartame (sucre synthétique) et divers symptômes et états pathologiques – paralysies – cécité – névrite – dysfonctions sexuelles – asthme – fatigue chronique ou inexpliquée – décès. Pourtant Donald RUMSFELD qui était dirigeant de SEARLE Corporation fabricant d'aspartame, sous la marque NutraSweet, mit tout en œuvre auprès de ses connaissances politiques pour que ce puissant neurotoxique puisse faire l'objet d'une autorisation sur le marché.

En 2001, RUMSFELD, alors secrétaire d'État à la défense, membre du Bilderberg Group, de la Trilateral Commission, intervient cette fois en faveur du lancement de la campagne de vaccination contre la variole. Six mois plus tard, cette campagne est suspendue du fait de nombreux décès et accidents cardio-vasculaires. À l'époque, il est intéressant de noter que

RUMSFELD a demandé que son nom soit effacé de la liste des membres du CFR, tandis que de nombreuses plaintes de particuliers et d'associations sont déposées contre lui pour maltraitance et torture - le détail des plaintes.[132] Quant à George SCHULZ, il a maintenu son adhésion au CFR et au Bohemian's club, deux principales organisations de la véritable gouvernance mondiale.

Le fabricant pharmaceutique Gilead - *nom paradoxal, car aux temps bibliques Gilead était une région très fertile, aux verts pâturages et célèbre pour son baume, médicament à l'odeur balsamique* - diversifiant ses activités obtient d'importants marchés publics pour prémunir la population d'attaques chimiques et biologiques supposées être lancées à cause de la guerre d'Irak, dont on sait qu'elle fut enclenchée sur de nombreux mensonges !

LE SCANDALE DES ANTIVIRAUX

Il existe deux antiviraux qui selon l'OMS et la Direction de la santé française seraient actifs sur le virus de la grippe aviaire, le Tamiflu et le RELENZA. Sa formule fut découverte en 1989 par Peter COLMAN, au centre de recherche scientifique et industriel du Commonwealth de Melbourne. Le premier développement fut réalisé par BIOTA une petite entreprise australienne de biotechnologie, qui ultérieurement a cédé l'exclusivité de la licence à GlaxoSmithKline, sous le nom de RELENZA.

---

[132] **De passage à Paris, Rumsfeld est attaqué pour tortures**
http://rue89.nouvelobs.com/2007/10/26/de-passage-a-paris-rumsfeld-est-attaque-pour-tortures

Des antiviraux officiellement discrédités, pourtant commercialisés par les réseaux du cartel

En 1990, la formule du phosphate d'oseltavimir, substance issue de la badiane chinoise ou anis étoilé, est convertie en produit actif par la firme américaine Gilead. Malgré le refus d'homologation de cette substance, Donald RUMSFELD, directeur de recherche de Gilead, utilise son réseau d'influence et réussit à réhabiliter le phosphate d'oseltavimir auprès de la FDA, malgré les soupçons de manipulation du dossier d'accréditation de mise sur le marché. En 1996, les laboratoires Roche rachètent les droits de commercialisation à la firme Gilead, offrent 10 % de royalties sur les ventes, le produit est renommé Tamiflu par Roche.

Tous les États du monde tombent dans le piège du cartel comme de vulgaires rongeurs !

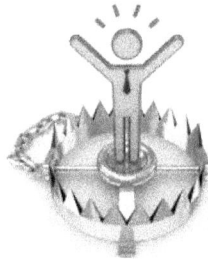

Fin 2004, suite à quelques cas supplémentaires de grippe aviaire dans le Sud-est asiatique, la vente de ces pseudos antiviraux devient démentielle. L'OMS recommande vivement aux gouvernements nationaux d'investir et de stocker des antiviraux, majoritairement le Tamiflu.

La recommandation de l'OMS est complétée par des études de rentabilité, d'économistes israéliens Ran BALICER et Michael HUERTA, ils justifieront cet investissement par la formule « *1 dollar, ou 1 euro investi dans les antiviraux permettrait, en cas de pandémie, d'économiser 3,68 dollars ou euros en frais de santé, tout en sauvant beaucoup de vies* » ! Les conditions du piège semblent donc réunies pour que les nations occidentales financent les stocks massifs de Tamiflu. Les commandes affluent, en trois ans les laboratoires Roche vont multiplier par dix la production. En 2004, 254 millions de doses, 1000 millions en 2005... Ce trust monopolise 90 % de la production agricole de badiane.

En 2006, l'on pouvait lire l'article du Business is good : Ω - « *Le gouvernement Français, après les USA et le Royaume-Uni, a commandé plus de 7 millions de gélules de Tamiflu et 6 tonnes de poudre de ce produit pour lutter contre cette grippe, si tant est qu'elle soit devenue transmissible d'humain à humain, ce qui n'est actuellement pas le cas. Or rien ne permet d'augurer de l'efficacité du Tamiflu sur la grippe aviaire. En effet, ce produit atténue seulement un peu les symptômes de la grippe commune et raccourcit seulement sa durée de 24 h... Mais Donald RUMSFELD principal actionnaire du laboratoire fabricant le Tamiflu, peut dire merci aux dirigeants français angoissés, qui à leur tour, sans aucun discernement, se sont piégés d'eux-mêmes selon la formule toute trouvée du défaut de précaution* ».

L'ARGENT ABONDE ET COULE À FLOT

Le 23 juin, Gilead prétextant une production quantitative insuffisante rompt l'accord qui le liait à Roche. Roche organise aussitôt une première manœuvre commerciale en offrant à l'OMS trois millions de Tamiflu en traitements individuels, sorte d'avance sur production. Un don fait juste la veille d'une réunion spéciale des services sanitaires & vétérinaires des vingt-cinq États membres de l'Union européenne, lesquels à l'instar des

Américains et des Japonais multiplient par trois leur stock de Tamiflu.

Au cours du dernier trimestre 2005, les actions de Roche et de Gilead s'envolent + 44 % et + 33 %. Une telle manne vaut bien la recherche d'un nouvel accord. En novembre 2005 Roche et Gilead s'accordent donc sur la production et la commercialisation conjointes du médicament pour l'ensemble du marché occidental, États-Unis inclus. Pour parfaire l'accord, au titre des arriérés de droits de licence, Gilead touchera 62,5 millions $ +18,2 millions $ au titre de royalties.

CHAPITRE 19

L'INEFFICACITÉ AVÉRÉE DES ANTIVIRAUX

*Nous compléterons ce sujet crucial par un explicatif sur les failles avérées des antiviraux, une gamme de médicaments à disposition d'une majorité de pays, par ministère de la santé interposé, **pour donner au grand public de faux espoirs de guérison, au cas où** !*

Les divers services et experts occidentaux de santé publique d'Amérique – d'Afrique – d'Europe indiquent le 14 septembre 2008 la résistance inattendue et croissante au Tamiflu (oseltamivir) sur les souches du sous type H1N1 de la grippe saisonnière. Aux dires de ces services, la situation est d'autant préoccupante qu'un grand nombre de gouvernements ont stocké massivement ce produit en prévision d'une pandémie de grippe, la décision unanime est finalement de le mettre sous haute surveillance.

DES ÉTUDES MÉTHODIQUES ET STATISTIQUES CONFIRMENT L'INEFFICACITÉ DES ANTIVIRAUX

Dès 1999, bien avant les campagnes mondiales de vaccination grippale, l'ADPAC (Antiviral drug products advisory commitee) à une très large majorité avait demandé que Tamiflu et Relenza ne soient pas homologués par la FDA (Food & Drug Administration). Leur faible efficacité, leur coût très élevé (100 $ par traitement), leurs effets secondaires ne correspondaient pas aux normes de mise sur le marché. Pourtant, Donald

RUMSFELD dirigeant de Gilead, fabricant du tamiflu, soutien du cartel occulte, avait réussi malgré de sévères critiques de malversation à contrebalancer l'avis initial de la FDA.

Résistance inattendue des antiviraux – mécanisme d'action – L'objectif premier de ce type antiviral (oseltavimir) consiste à empêcher le virus grippal de se multiplier (réplication) au sein de l'organisme, notamment d'envahir les poumons. Le virus grippal est doté de deux types de protéines He et Ne (l'hémagglutinine et la neuraminidase) qui le revêtent telle une peau. Elles ont un rôle clé dans le mécanisme d'infection. He, tel un crampon s'accroche à la surface de la première cellule saine et crée le lien, le pontage, pour que le virus puisse y entrer. Puis le virus va détourner le fonctionnement de la machinerie cellulaire afin de transformer son hôte (la cellule saine) en machine à dupliquer des protéines d'assemblage viral (photovirus-copies ou transcription de son ARN, dans le noyau de la cellule). Dès que les copies sont prêtes, elles sont évacuées (sous forme de virions, ou nouvelle génération de petits virus nouvellement créée) de la cellule-hôte, qui est sacrifiée pour l'occasion. Et le cycle viral continue si le système immunitaire est affaibli.

Cependant pour pouvoir gagner du terrain en investissant d'autres cellules saines le virus doit éviter un signal de reconnaissance à virus. Une grave menace pour lui d'être reconnu et retenu par les récepteurs positionnés à la surface de la cellule en cours d'infection. Pour parvenir à ses fins, le virus utilise la neuraminidase (Ne) afin de dégrader la capacité de reconnaissance des récepteurs cellulaires (de petites molécules nommées acide sialique Ae). Dès lors, le virus est libre de pouvoir faire mouvement auprès de nouvelles victimes parmi les ensembles cellulaires, notamment pulmonaires.

Comment freiner cette invasion ? Le monde végétal donne la réponse. L'anis étoilé ou badiane de chine, fruit d'un arbre tropical sempervirent, cultivé en Asie de l'Est, contient une précieuse molécule, utilisée en infusion, elle supprime les ballonnements et diminue les flatulences. De la badiane l'on extrait l'acide shikimique qui après nombre modifications chimiques se transforme en phosphate d'oseltavimir, c'est le principe actif du Tamiflu. Pour ne plus être dépendant de plan de récoltes de badiane, Roche a envisagé la production de Tamiflu, à partir d'acide shikimique de synthèse.

Pour la belle théorie, ce principe actif agirait comme une contre-mesure de sous-marin, en brouillant la direction des torpilles lancées par l'ennemi. Le principe actif l'oseltavimir (Or) du Tamiflu ressemble d'assez près à l'acide sialique Ae des récepteurs cellulaires. L'action de dégradation de la neuraminidase du virus se retourne donc contre Or - la contre-mesure a joué son rôle, le virus s'est attaqué à Or - non plus à Ae. Dès lors, le virus semble piégé seulement au niveau des premières cellules infectées, ce qui laisserait le temps nécessaire pour que les cellules antigéniques du système immunitaire puissent détruire les cellules primo infectées et les virus infectants. Cependant, il y a une différence entre les résultats de laboratoire (in vitro) et ceux observés cliniquement (in vivo). La résistance à -Or - n'est pas le seul fait d'une inadaptation thérapeutique du Tamiflu à l'apparition de nouvelles souches virales circulantes, comme on veut le faire croire, c'est une action inattendue du principe actif lui-même, par rapport à son objectif premier.

UNE ERREUR THÉRAPEUTIQUE SIMILAIRE À CELLE DE L'UTILISATION INSENSÉE DES ANTIBIOTIQUES

Un rapport de l'OCCETS (office canadien de coordination de l'évaluation des technologies de santé) dès 2001 confirmait que Tamiflu et Relenza à titre préventif ou curatif seraient comparables à un placebo (rapports de janvier et novembre 2001). La conclusion de l'OCCETS confirme totalement celle de l'ADPAC.

Le principe de résistance des antiviraux ressemble pour partie à celui de nombreux types de bactéries traitées systématiquement avec divers antibiotiques – une idée reçue qui en définitive porte atteinte à l'immunité elle-même en détruisant l'immense flore bactérienne intestinale (commensale) et les cellules épithéliales qui en composent la muqueuse. Une singulière erreur thérapeutique qui, à l'instar du Microbisme pasteurien, s'est prolongée durant plus d'un siècle au détriment de centaines de millions de malades, dont la grande majorité ne pouvait pas discerner par eux-mêmes les dégâts cellulaires causés et subis par une telle erreur de jugement.

MODALITÉS ET RÉSULTAT DE L'ÉTUDE MÉTHODIQUE NICE (NATIONAL INSTITUTE OF CLINICAL EXCELLENCE)

Parmi 117 essais cliniques de référence, les dirigeants de l'étude en ont retenu six réalisés en période de saison grippale (1997-1999). Sur les 1735 sujets en bonne santé, 70 % étaient âgés de 16 à 65 ans. 469 présentant un risque de complications ont malgré tout participé à cette étude en double aveugle – Tamiflu et Placebo. En conclusion, Tamiflu ou Placebo n'ont pas modifié la survenance des complications classiques à la grippe (otite – sinusite – bronchite – pneumonie).

Le seul signe positif avec Tamiflu se rapporta à une légère atténuation des complications, ainsi qu'une légère amélioration de sorties de l'état grippal. En janvier 2001, une étude similaire de l'OCCETS relative au zanamivir du Relenza (molécule identique à celle du Tamiflu) conclut de même. Un des auteurs du rapport Bruce BRADLY, économiste du secteur santé, déclara « *Il en coûterait plus cher de distribuer à toute la population un médicament à base de zanamivir par rapport aux avantages qui en découleraient* ».

Le test NICE a été réalisé par le très officiel CDC (Centres Fédéraux de contrôle et de prévention) aux États-Unis, durant la saison 2007- 2008, sur diverses souches du H1N1 – 142 cas de résistance au Tamiflu - Relenza sur un échantillon de 1155 sujets infectés ont été identifiés, soit 12 %. Le même test a été réalisé durant la saison 2008 – 2009 du 28 septembre 2008 au 19 février 2009, date à laquelle – 264 sujets infectés sur 268 ont présenté un cas de résistance virale, soit 98 %.

Critères du test. Les virus de la grippe saisonnière analysés par les CDC ont été prélevés, identifiés et testés entre septembre 2007 et mai 2008. Pour la saison 2008 - 09, ils ont été collectés entre le 28 septembre 2008 et le 19 février 2009. Ils sont au nombre de 102 de type A – 88 sous type de la souche H1N1 – 14 de la souche H3N2 – 40 de type B – tous en provenance de 25 États américains. Cette étude a été publiée, avec une semaine d'avance, dans le Journal of the American Medical Association (JAMA) du 11 mars 2008.

CONCLUSION ET OBSERVATION DES AUTEURS DE L'ÉTUDE - MARS 2009

• L'objectif était d'obtenir une meilleure surveillance nationale 1) de la grippe saisonnière 2) de la résistance des virus au traitement.

• Il faut noter que la résistance virale est apparue il y a plusieurs années au Japon, pays grand utilisateur de Tamiflu, alors qu'aux États-Unis il semble s'agir d'un développement spontané de cette résistance. D'autres cas similaires ont été observés l'hiver 2008 en Norvège, France, Russie, Afrique du Sud.

• L'émergence de la résistance à l'Oseltavimir et Zanamir (Tamiflu & Relenza) implique **la nécessité de développer de nouveaux antiviraux**.

· **L'émergence de cette souche de virus reste un mystère pour les experts**. Ce qui incite les fabricants de vaccins à utiliser pour la première fois et simultanément trois souches virales pour la vaccination contre la grippe saisonnière.

· Type de prescription selon l'âge : Relenza est contre indiqué avant l'âge de 16 ans. Tamiflu est contre indiqué avant l'âge de 1 an.

Des antiviraux impuissants. Les diverses enquêtes officielles démontrent indéniablement que les deux principaux antiviraux Tamiflu & Relenza, majoritairement prescrits et utilisés, sont impuissants contre la grippe saisonnière (32 000 morts par an aux États-Unis) – Alors comment est-il possible de faire croire au grand public qu'en utilisant ces poudres de perlimpinpin il sera réellement protégé. Surtout s'il doit être confronté à une pandémie de grippe dite aviaire, censée être beaucoup plus virulente ?

À supposer que ces antiviraux soient malgré tout considérés comme efficaces par les praticiens de ville et par le grand public, qu'adviendrait-il en cas de pandémie de grippe aviaire aux nourrissons de moins d'un an sous Tamiflu ? Soit l'on s'abstient de le prescrire, soit on cède à la panique… Pour Relenza même question, même réponse, pour un enfant de moins de seize ans dans un pays qui oriente le corps médical à prescrire du Relenza. Supposons que tenaillé par la peur, l'on ait donné du Tamiflu à un nourrisson d'à peine dix mois, ou du Relenza à un adolescent de quatorze ans, les deux médicaments ayant été distribués gratuitement à la population dès après l'annonce d'un début de pandémie de grippe, quels en seraient les effets secondaires…

NOCIVITÉ DES ANTIVIRAUX ET DES MÉDICAMENTS SYNTHÉTIQUES

Les dictionnaires médicaux des pays occidentaux sont devenus de plus en plus volumineux. Plusieurs milliers de médicaments chimiques sont référencés. En 2011, en France, pour le Vidal, l'on répertoriait 5000 + 5000 produits de parapharmacie – contre 250 médicaments disponibles en 1914.

Il est bien connu que toute molécule de nature chimique, synthétique, provoque un ou plusieurs effets secondaires. Depuis un demi-siècle, la grande majorité des médicaments utilisés sont synthétiques. La nomenclature des effets secondaires, en tous petits caractères, remplit presque à elle seule les divers guides d'information ajoutés à chaque boîte de médicament.

Concentrer le principe actif naturel existant dans l'environnement, par exemple celui issu d'une nouvelle plante de la canopée et l'utiliser à dose utile comme médicament ne présente que rarement un effet secondaire désagréable, grave, durable. Mais, dès que l'on crée chimiquement soit des copies et/ou de nouvelles molécules achirales – vidéo[133] – les effets secondaires sont alors décuplés et s'avèrent souvent dangereux pour la santé du grand public à court et moyen terme, voir le chapitre 26.

Pour Relenza et Tamiflu, il s'agit du même type de molécule, les effets secondaires se croisent, l'on notera la sensation d'oppression ou constriction de la gorge signalée pour Relenza. Ceci correspond en fait à une manifestation d'angoisse car la substance agit sur le cerveau, tout comme le Tamiflu, cas

---

[133] **Représentation spatiale des molécules II-5 la chiralité**
https://www.youtube.com/watch?v=jXYDu949y_o

japonais.[134] Si le Tamiflu est déconseillé aux enfants de moins d'un an, c'est parce que, contrairement aux dires de Roche, la barrière hématoencéphalique est immature, le principe actif entre inévitablement dans le cerveau.

À dose importante chez le jeune rat, le Tamiflu conduit à l'encéphalite. Au Japon, CHANGAÏ Pharmaceutical avait répertorié 21 cas mortels chez les plus de 16 ans entre mars 2004 et avril 2005. Parmi les moins de 16 ans, 13 jeunes sous Tamiflu ont été l'objet de mort subite – défaillance cardio-vasculaire – pancréatite aiguë – et/ou crises de panique – délire – convulsions – dépression nerveuse – perte de conscience – suicide. Toutefois, comme souvent dans le milieu médical, le recoupement semble insuffisant pour établir un lien officiel direct de cause à effet. Selon l'avis d'un médecin français spécialisé en pharmacovigilance et en pharmaco-épidémiologie, les antiviraux et vaccins contre la grippe sont nocifs et inefficaces.[135] Cet expert a été nommé auprès de la Cour d'Appel de Versailles dans le cadre du scandale du vaccin contre l'hépatite B.

Dès 2005, en Asie de l'Est, notamment au Japon, au Vietnam, les experts avaient constaté que le H5N1 développait une résistance au Tamiflu, considéré à l'époque comme le meilleur moyen de prévenir la propagation de grippe dite aviaire. Ils demandaient cette année-là que les fabricants préparent une forme injectable plus concentrée. Le Dr William CHUI, maître de conférences à l'hôpital Queen Mary de Hong Kong, déclarait que les autorités

---

[134] **FDA Warns About Suicide, Delirium Associated with Tamiflu**
http://psychcentral.com/news/2006/11/15/fda-warns-about-suicide-delirum-associated-with-tamiflu
[135] **Le Tamiflu comporte une mise en garde d'effets secondaires neuro-psychologiques**
http://www.psychomedia.qc.ca/medicaments/2007-03-27/le-tamiflu-comporte-une-mise-en-garde-d-effets-secondaires-neuro-psychologiques

sanitaires ne peuvent plus compter sur le Tamiflu.[136] À l'échelle de la planète, la revue médicale The Lancet confirme également la résistance virale aux divers médicaments antigrippaux. En Chine, pays de production de la badiane, principale base de la fabrication des antiviraux, la résistance dépasse 70 %.

---

[136] **La grippe aviaire devient résistante au Tamiflu !**
http://www.futura-sciences.com/magazines/sante/infos/actu/d/medecine-grippe-aviaire-devient-resistante-tamiflu-7316/

Chapitre 20

Les vaccins et antiviraux sont potentiellement vecteurs de la grippe aviaire et d'autres formes de pandémie

Points marquants :

L'épidémie de SRAS venue d'Asie (chapitre 15) qui frappa sévèrement Toronto est une première démonstration à la fois du potentiel bactériologique existant et de la capacité à conditionner par la peur pandémique les populations afin qu'elles soutiennent les dispositifs gouvernementaux de santé publique. Le témoignage du docteur L. HOROWITZ devant le Congrès américain sur l'émergence non fortuite de ce type d'épidémie. Il confirme le double objectif caché de réduction de la population mondiale et conjointement d'obtention rapide de profit avide. L. HOROWITZ insiste bien sur **la propagande de la peur** qui est faite pour influencer tous les esprits afin qu'inconsciemment ils se portent caution de cette partie du plan lié aux objectifs d'un nouvel Ordre mondial en cours d'accomplissement.

Lien entre armes bactériologiques – campagnes de vaccination – traitements pandémiques

L'apparition de nouvelles maladies issues des laboratoires, provoquées intentionnellement à partir d'épandage aérien est la confirmation du potentiel létal de l'arsenal virologique existant à l'échelle planétaire. Ce qui laisse à penser avec certitude qu'un programme de génocide, sans guerre matérielle, est désormais programmé par certaines autorités officielles et occultes.

Résumé

Restrosp ectif

1&2

La grippe dite aviaire et toutes les autres formes grippales sont l'un des principaux moyens pour atteindre ce but. La transmission de ce type de maladie de l'homme à l'homme est très improbable dans la nature, sinon par des manipulations de laboratoire de génie génétique. Malgré ces réalités évidentes et démontrables, des budgets colossaux sont crédités, quelques fois précipitamment pour acheter vaccins et médicaments antiviraux, lesquels s'avèrent inefficaces dans les campagnes contre la grippe saisonnière. Par contre, ils sont la meilleure méthode pour affaiblir les capacités immunitaires des vaccinés, le plus sûr moyen de les exposer aux maladies environnementales et artificielles. D'ores et déjà, les affections dites iatrogéniques - chapitre 15 - ont pour origine les divers et multiples programmes de vaccination. Elles incluent certains cancers et sont la principale cause d'invalidités physiques, psychiques, d'un grand nombre de décès, parmi les populations occidentales.

En 1990 : La formule du phosphate d'oseltavimir, substance issue de la badiane chinoise, Base du Tamiflu et du Relenza, est convertie en produit actif par la firme américaine Gilead. Malgré le refus d'homologation de cette substance, Donald RUMSFELD, directeur de recherche de Gilead, utilise son réseau d'influence et réussit à réhabiliter le phosphate d'oseltavimir auprès de la FDA consciente de ces manipulations d'accréditation de mise sur le marché. En 1996, les laboratoires Roche rachètent les droits de commercialisation à la firme Gilead, avec 10 % de royalties sur les ventes, le produit est renommé Tamiflu par Roche.

En 1995 : Sous prétexte d'étudier plus avant le type de virus à l'origine des deux principales épidémies grippales mortelles survenues en 1957 et 1968 faisant chacune près d'un million de morts, une expédition des laboratoires de bactériologie de l'armée américaine récupère les fragments congelés du virus H1N1 de 1918. Cette étude n'avait aucun intérêt pour l'étude de la grippe saisonnière, à l'origine du plus grand nombre de décès, car il s'agit seulement de sous types bien différents de H1N1 qui en sont à l'origine.

Dès 1999 : L'ADPAC (Antiviral Drug Product Advisory Committee) à une très large majorité avait demandé que les antiviraux Tamiflu et Relenza ne soient pas homologués par la FDA (Food & Drug Administration), du fait de leur faible efficacité et de leur coût très élevé (100 $ par traitement), les effets secondaires ne correspondaient pas aux normes de mise sur le marché. Pourtant, Donald RUMSFELD dirigeant de Gilead, fabricant du Tamiflu, soutien de la gouvernance mondiale occulte, avait réussi malgré de sévères critiques de malversation à contrebalancer l'avis initial de la FDA.

En 2000 : Les diverses enquêtes officielles démontrent indéniablement que les deux principaux antiviraux Tamiflu & Relenza, majoritairement prescrits et utilisés, sont impuissants contre la grippe saisonnière (32 000 morts par an aux États-Unis).

Le 26 juin 2000 : À la maison blanche, Bill CLINTON membre du **Bohemian's club**[137] annonce dans un grand cérémonial l'aboutissement de la connaissance du séquençage du génome humain. En 2003 l'on a pu disposer d'une connaissance plus complète répondant aux critères de définition technique internationale. Les pays riches ont

---

[137] **Le Bohemian Club : La secte globale**
http://frenzy.chez.com/bohemian.htm#.VWsdHkagYXg

investi aussi des sommes considérables pour séquencer le génome des céréales (blé, maïs, riz..) afin de favoriser la production d'organisme génétiquement modifié, les OGM si décriés par le milieu écologiste.

Le 6 octobre 2005 : Jeffery TAUBENBERGER responsable de l'expédition de l'armée US annonce que **le code génétique du monstrueux virus de 1918 est entièrement reconstitué**. En témoignent les expériences faites en août 2005 par le chercheur Terrence TUMPEY sur des souris rapidement décimées, exactement comme le furent les habitants d'Alaska, 87 ans plus tôt. La recherche a concerné l'étude particulière de 2 bases protéiques comportant chacune 4000 acides aminés, dont une infime minorité est à l'origine de la dangerosité mortelle et de la mutation du virus au cœur de la machinerie cellulaire du corps humain. Une étude rendue possible dès 2000 par le décodage du génome. Tout cela représente **une opération scientifique sans précédent**. Source, revue Nature du 26 janvier 2006.

Mars à juillet 2005 : Un test[138] sur 451 personnes du vaccin contre la grippe aviaire H5N1, en droite ligne du H1N1 de 1918 - mortel dès 1997 - annonce un niveau d'immunité suffisante de 54 %. Alors que la moyenne de la vaccination contre la grippe saisonnière - sous type du H1N1 - à grande échelle, sur des millions de personnes n'est que de 23 %. Selon ces données, près de trois milliards d'individus confiants en la vaccination seraient en danger de mort si une pandémie arrivait.

En 2006 : L'interview d'Agnès HOFFENBACH, directeur de recherche de Sanofi-Pasteur, est très révélatrice de l'incohérence et tout à la fois de la propagande, de la confusion, entretenues relativement à la solution toute

---

[138] Voir le tableau au chapitre 18.

trouvée de la vaccination contre le H5N1. En voici les principaux extraits :

« *Ce vaccin pourrait être efficace si le virus ne mute pas trop. On ne sait pas si le vaccin prototype pourrait avoir une capacité de protection croisée contre le virus pandémique que nous ne connaissons pas – nous formulons des hypothèses –, mais n'avons pas de certitude* ». Si une épidémie arrivait : « *L'étape n° 1 consistera à récupérer le virus qui s'attaque à l'homme – il sera isolé par les centres de références de l'OMS qui ont la compétence* (l'autorité politique) *pour le collecter – l'analyser – l'isoler – le modifier – pour le fournir aux producteurs de vaccins. Pour l'instant, la grippe aviaire est une maladie du poulet. Les experts pensent que la pandémie arrivera sans savoir quand. Mais je ne veux pas être alarmiste. Aujourd'hui, je le redis : c'est une maladie du poulet* ».

Agnès HOFFENBACH a déclaré ne pas être en mesure de répondre à la question du nombre de doses de vaccins qu'il faudrait produire en cas de pandémie puisque ni la souche virale pandémique – ni sa capacité à pousser sur l'œuf (productivité) – ni la dose à utiliser dans le vaccin pandémique ne sont connues. Elle estime que les premières doses de vaccins pourraient être délivrées quatre mois après la mise à disposition des souches virales par les laboratoires de référence de l'OMS.

En 2006 : L'interview de Bruno LINA, professeur de virologie du CNRS est entièrement convergente et tout aussi révélatrice – Et le vaccin ? – « *Il faudra le faire à toute vitesse !* »

« *Le problème est qu'on ne sait pas de quelle façon le virus mutera avant d'être transmissible d'homme à homme. Or, tant qu'on n'a pas la souche responsable de la pandémie, on ne peut pas fabriquer de vaccin. À mon avis, il faudra six mois entre le moment où l'on aura identifié le virus et celui où l'on procédera aux premières vaccinations, le temps de le transformer en souche vaccinale, de la transmettre aux producteurs et de le fabriquer en quantités suffisantes pour lancer des campagnes de vaccination massives* ». Que se passera-t-il pendant ce temps de latence[1] ? « *Nous affronterons les premiers mois de la pandémie sans aucun vaccin* ».

En 2006 : L'on pouvait lire l'article du Business is good que Le gouvernement Français, après les USA et le Royaume-Uni, a commandé plus de 7 millions de gélules de Tamiflu + 6 tonnes de poudre pour lutter contre cette grippe. Une attitude irresponsable qui a renforcé la propagande faite, via les médias, par les services de Santé publique des États. Eux-mêmes abusés par la tromperie des laboratoires pharmaceutiques producteurs de vaccins et d'antiviraux, eux-mêmes placés sous la coupe des esprits supérieurs du nouvel Ordre mondial.

En 2009 : Le Dr Anthony FAUCI, représentant et directeur de l'institut national de santé américain (CDC), déclarait qu'il faudrait compter seulement sur nos propres anticorps, ceux de notre organisme, avant qu'un vaccin ne soit produit, dans un délai[2] de 4 à 6 semaines au minimum.

> **Conclusion marquante** - 1&2 - Preuve est faite que le cartel a organisé ce temps de latence afin d'assurer l'effet létal maximal de chaque plan pandémique.

En 2008 : Une odieuse expérimentation vaccinale secrète du H5N1 recombiné en laboratoire très probablement à partir de la reconstitution génétique du H1N1- type de 1918 - est faite sur des sans-abri polonais (voir le chapitre 18). Pour quelques euros, ces pauvres gens ont accepté d'être vaccinés soi-disant contre le virus de la grippe saisonnière - sous type bien connu de H1N1 – ils l'ont payé de leur vie. Il s'agissait en fait du vaccin en cours de développement dans le cadre du contrat donné à l'entreprise Sanofi-Pasteur par le Homeland Security du gouvernement américain. Le magazine Global Research du Centre de recherche sur la mondialisation s'accorde aussi sur l'inquiétant projet du Pentagone dénommé « *grippe aviaire* ».

Le 14 septembre 2008 : Les divers services et experts occidentaux de santé publique indiquent la résistance inattendue et croissante au Tamiflu (oseltamivir-antiviral supposé) sur les souches du sous type H1N1 de la grippe saisonnière, concernant le continent européen, américain, africain.

En 2008 – 2009 : L'immense propagande d'une prétendue vulnérabilité pandémique des États-Unis organisée par le groupe ROCHE & RUMSFELD fabricant du Tamiflu, représentant de la véritable gouvernance mondiale. Ces mensonges, avec le concours de hauts fonctionnaires de la défense américaine placés sous la coupe du CFR, produisent leurs effets auprès de l'opinion publique américaine et internationale. Les gouvernements du monde entier sont pris dans le jeu de ce matraquage médiatique dont ils ne perçoivent pas la vraie nature, seulement l'illusion de la peur pandémique aviaire, porcine… qu'ils participent activement à renforcer en achetant des tonnages d'antiviraux totalement inefficaces, en vue de les distribuer à toute la population, en prétextant les protéger de toute pandémie grippale.

De 2006 à 2009 : Sur la base des chiffres officiels de l'OMS, la grippe aviaire a touché de façon régressive 115 – 88 – 44 – 26 – au total 273 individus dans le monde – dont 178 morts – 102 décès (57 %) pour le seul pays d'Indonésie, l'un des plus pauvres – 23 pour l'Égypte tout aussi pauvre... Tandis que la grippe classique, saisonnière qui touche annuellement et mondialement 3 à 5 millions de personnes fait jusqu'à un demi-million de morts, majoritairement des individus âgés de 65 ans et plus. En Asie, quatre personnes sur dix ont résisté au virus H5N1, sans avoir été préalablement vaccinées, alors qu'elles vivent dans un contexte de pauvreté, de précarité alimentaire et d'hygiène qui affaiblit leur défense naturelle.

Mars - avril 2009 : Les laboratoires américains Novavax basés à Rockville Maryland, étaient afférés à développer un vaccin génétique contre la grippe H1N1, lorsqu'éclate la supposée épidémie. Entre le 25 mars et 14 avril 2009, Novavax publie une étude en collaboration avec le CDC (Centre américain pour le contrôle et la prévention des maladies) sur le premier vaccin contre une grippe pandémique H1N1 de type 1918, au prétexte du risque de sa réapparition. Novavax en proie à de graves difficultés financières voit son action augmenter de 529 % sur la base de cette annonce tronquée.

Le 9 mars 2009 : Sanofi-Aventis-pasteur-Merck investit 100 millions € au Mexique pour construire une usine de vaccin grippal saisonnier et pandémique. Contrat signé à Mexico à l'occasion de la visite d'État du président français Nicolas SARKOZY.

Le 7 mai 2009 : Le professeur Kamel SENHADJI, spécialiste du système immunitaire et de l'implantation d'organes, directeur de recherche à l'hôpital de Lyon - France, lors d'un Forum, n'a pas écarté l'idée que la grippe dite porcine - nouveau sous type de H1N1 - est la résultante des difficultés financières menaçant de pré-faillite certains laboratoires et entreprises pharmaceutiques. Au niveau de la fabrication – conception – manipulation - des souches vaccinales, il est souvent question de la France car les deux plus importants laboratoires mondiaux de vaccins, Sanofi-Aventis-Pasteur-Merck et Novartis sont français.

En 2009 : Le virus H5N1 est manipulé au laboratoire Mérieux de Lyon - militarisé P4. Tous les intervenants se sont concentrés sur les virus grippaux de type H5N1 aviaire et le nouvel A-H1N1. Que se passerait-il s'ils se combinaient ? Saurait-on y faire face ? Une réflexion est en cours pour déterminer s'il est sage d'explorer ces questions en laboratoire, même classé de très haute sécurité - P4 ? Finalement, le directeur Mérieux Hervé RAOUL déclara « *La* *décision de le faire ou non nous dépasse bien largement, elle dépend des sphères ministérielles »*. Source, Journal le Monde du 6 juin 2009.

27 avril et 2 mai 2009 : En France le plan de vaccination contre la pandémie de grippe est géré par les militaires. Il est dirigé, organisé, par le secrétariat général de la défense nationale. Des opérations de transport discrètes, sans aucune escorte, se sont réalisées entre le 27 avril et le 2 mai. Les cartons sont partis de la pharmacie centrale des armées (PCA) située près d'Orléans et ont été livrés aux établissements de santé civils – hôpitaux – SAMU – ou SMUR sur l'ensemble du territoire. Source - Journal le Monde.

Le 27 avril 2009 : Le journaliste d'investigation Wayne MADSEN, ancien officier affecté à la CIA et à la **NSA**,[139] qui a étudié le déclenchement du virus meurtrier Ébola en Afrique, ainsi que les victimes du VIH / SIDA, conclut « *que le H1N1 possède certains vecteurs de transmission suggérant que la nouvelle souche de grippe a été génétiquement élaborée en tant qu'arme militaire de guerre biologique »*. MADSEN et son correspondant d'Indonésie sur la base de sources conjointes sont tous deux convaincus que l'actuelle épidémie causée par une nouvelle souche de la grippe porcine dans certaines régions du Mexique et des États-Unis est le résultat de l'introduction d'un agent pathogène humain manipulé.[140]

Avril 2009 : Dans de nombreux cas au Mexique, aux États-Unis, à travers le monde, les données officielles concernant la morbidité et la mortalité n'étaient pas fermement corroborées

---

[139] **National Security Agency**
http://fr.wikipedia.org/wiki/National_Security_Agency
[140] **Alex Jones et Wayne madsen : la grippe A- H1N1**
https://www.youtube.com/watch?v=dL0EK8RR_E8
Alex Jones et Wayne Madsen : a/h1n1 et laffaire du musée de lHolocauste à Washington
https://www.youtube.com/watch?v=j_lMRb6kqIE

par des tests en laboratoire du virus H1N1. Un grand nombre de prétendus cas enregistrés résultaient de manipulation de données.[141] Les données mexicaines utilisées par l'OMS pour justifier la pandémie de phase 5 se rapportaient à des cas d'influenza commune - sous type de H1N1- non pas à des cas confirmés d'influenza H1N1. Selon des sources officielles, sur les 159 décès dus à l'infection H1N1 signalés avant la décision de l'OMS du 28 avril, seulement 7 avaient été corroborés par des tests en laboratoire.

Le 27 mai 2009 : Les analyses génétiques du virus H1N1 responsable de la grippe mexicaine ont révélé l'existence d'un génome totalement atypique : « *C'est une combinaison génétique que nous ne connaissions pas* ». Les souches analysées contiennent du matériel génétique d'origine humaine – porcine – et aviaire – venant de zones géographiques très différentes – Amérique du Nord, Europe et Asie. Cette hypothèse de **croisements multiples** qui avait été émise dès le début de l'épidémie est donc **confirmée**.

Mai – juin 2009 : L'Organisation mondiale de la santé animale (OMSA) déclare que le porc ne joue aucun rôle dans la transmission du virus A H1N1, la grippe est une maladie humaine. Alors que le 27 mai 2009, au cours d'une analyse génétique, l'on a retrouvé un mixte de génomes humains – porcins – aviaires – d'origines géographiques diverses !

Mai 2009 : Les statistiques indiquent que 93 % des morts de la grippe non saisonnière se trouvent dans les pays pauvres – Mexique et Costa Rica – 7 % dans les pays riches –USA et Canada…. Les conditions de vie (alimentation, eau courante, hygiène générale…) ont évidemment un rapport direct avec

---

[141] Voir au chapitre 11 – Stratagème pour une fausse épidémie de SIDA– au chapitre 12 – la similitude avec les tests faussés du SIDA– ÉLISA – Western-Blot – ainsi que le test de la PCR de Kary B. MULLIS, prix Nobel de chimie.

n'importe quel type de maladie d'origine virale ou bactérienne.

Le 25 mai 2009 : Leonid IVACHOV, ancien chef de la direction de la coopération militaire internationale du ministère russe de la Défense, déclare que « *Les médecins militaires détiennent la formule de la pneumonie atypique SARS (*Severe Acute Respiratory Disease, SRAS en français*) qui a donné naissance au virus correspondant* ». Source RIA Novosti, agence russe d'information internationale.

Le 28 mai 2009 : Les États-Unis pourraient autoriser la fabrication des vaccins contre la grippe A H1N1 avec des adjuvants de la composition vaccinale jusqu'ici interdits dans les vaccins, pour disent-ils « *booster* » le système immunitaire dont le squalène – agence Reuters. Voir au chapitre 4 le point clé – Nocivité de tous les additifs de la composition vaccinale.

Hiver 2009 – 2010 : Pour la première fois, le vaccin de la grippe saisonnière comportera simultanément trois nouvelles souches virales, c'est dire l'échec des campagnes de vaccinations précédentes.

Mai 2009 : Lors d'une rencontre très discrète à New York, les milliardaires les plus influents des États-Unis – David ROCKEFELLER Jr, cofondateur du Bilderberg Group, principal décideur du CFR et de la Trilateral Commission – Bill GATES – Warren BUFFET – George SOROS – Michael BLOOMBERG – Ted TURNER – Oprah WINFREY – se sont rencontrés chez Sir Paul NURSE, prix Nobel et biochimiste, ils évoquent la question de la surpopulation. Source The Sunday Times.

Le 29 janvier 2010 : Au **Forum économique mondial**[142] de Davos en Suisse, Bill GATES annonce, au nom de sa Fondation, son engagement à verser 10 milliards $, non imposables, sur les dix prochaines années pour la recherche – le développement – et la fourniture de vaccins aux pays les plus pauvres, particulièrement contre le paludisme – Source AFP. Son action se mêle à celle de la Fondation ROCKEFELLER, créateur de la biotechnologie – des OGM destinés aussi à l'Afrique – projet AGRA. Septembre 2014, l'Inde entame une poursuite judiciaire contre la fondation Bill Gates pour avoir vacciné des enfants cobayes sans leur consentement et provoqué la mort de 10.000 d'entre eux.[143]

Tous donnent à la face du monde l'apparence de grands bienfaiteurs de l'humanité, alors que leur but malthusien consiste à parvenir à des sélections (eugénisme) et à l'éradication des peuples de la Terre. En février 2011, derrière son apparente bonhomie Bill GATES a reconnu le rôle de la vaccination dans la réduction de la population mondiale, découvrez-le vous-même dans cette interview.[144] D'autres milliardaires vont emboîter le pas et donner la moitié de leur fortune pour des œuvres caritatives. En réalité ils participent à conforter la charte d'un nouvel Ordre mondial.

---

[142] **Forum économique mondial**
http://fr.wikipedia.org/wiki/Forum_%C3%A9conomique_mondial
[143] **India Holds Bill Gates Accountable For His Vaccine Crimes**
http://vactruth.com/2014/10/05/bill-gates-vaccine-crimes/
[144] **Bill Gates: Vaccine Safety Skeptics Kill Children!**
https://www.youtube.com/watch?v=EFlhBYwLbf8

LE STOCK RESTANT DE VACCINS
EST DESTINÉ AU TIERS MONDE

Après la fausse urgence de pandémie mondiale, mis à part la Pologne ayant refusé d'acheter tout produit de vaccination, tous les autres pays occidentaux n'ont pas su quoi faire de leurs centaines de millions de doses. Contrairement à ce qu'ils ont affirmé aux contribuables, les fournisseurs n'ont pas repris les stocks. En août 2011, l'Allemagne procédait à l'incinération de 16 millions de doses H1N1, sur les 28 millions achetées, car seulement 10 % de la population très méfiante à ce sujet avait accepté de se faire vacciner. Seule une faible partie des lots de vaccins stockés a été négociée auprès d'autres pays (Albanie, Kosovo, Macédoine, Maldives, Moldavie, Mongolie Ukraine…).

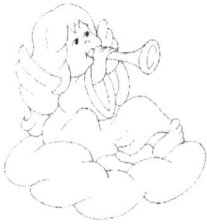

Le solde, soit la majorité du stock, 180 millions de doses, a été confié à l'OMS qui les utilisera dans les pays les plus pauvres. Le Dr Thomas JEFFERSON, épidémiologiste au Centre de recherche Cochrane à Rome a déclaré à ce sujet en décembre 2009 :

Ω - « *Après tout, pourquoi donner les vaccins aux pays en développement ? La pandémie a été annulée dans la plupart des régions du monde. Dans les pays pauvres, la plus grande menace en ce moment ce sont les maladies cardiaques et circulatoires, tandis que les chiffres relatifs à ce virus* (grippal) *sont en bas de la liste. Quelle est la raison médicale du don de 180 millions de doses ? En outre, la grippe est un problème mineur dans les pays bien ensoleillés. Et il s'est avéré que la redoutable nouvelle grande peste, la pandémie du H1N1, était la plus anodine des grippes enregistrées jusque-là ».*
Source: Who donates millions of doses of surplus medical supplies to developing countries? By Louise VOLLER and Kristian VILLESEN – Denmark's Information Reports, décembre 29 – 2009.

L'on peut s'interroger

- **P**uisque le virus de la grippe dite espagnole n'est plus opérant de nos jours, pourquoi l'avoir déterré, sinon pour le recombiner avec le H5N1 par trop virulent pour assurer à lui seul l'objectif d'une propagation pandémique à grande échelle. Sachant qu'à l'origine de chacune des épidémies de grippe mortelle propagées en 1957 et en 1997, les virus concernés ont été à chaque fois l'objet d'un nouveau réarrangement génétique avec facteur rapide de multiplication. Une mutation typique issue des laboratoires de génie génétique. Paradoxalement, c'est aussi l'avis concordant des pro-lobbyistes CDC (Centres Fédéraux de contrôle et de prévention aux États-Unis) face à l'apparent mystère que représente l'émergence régulière d'une nouvelle souche virale.

- **P**uisque le vaccin prototype de Sanofi-Pasteur-Merck, le plus grand fabricant au monde, est toujours en phase expérimentale, qu'il n'offre aucune garantie prophylactique, comment se fait-il que ce laboratoire en fabrique de très grandes quantités depuis 2004 ? Qu'il a fait don de 60 millions de doses à l'OMS entre juin 2008 et juin 2010.

- **Comment trouver une cohérence de thérapie préventive** des populations entre le stockage massif de vaccins dits pré-pandémiques déjà constitué par divers gouvernements et d'autre part la recherche permanente de mise au point d'un nouveau vaccin expérimental, élaboré isolément de toute épidémie déclarée ; donc sans pouvoir en connaître les souches virales circulantes et correspondantes ? Quel usage pourrait-on alors faire de ces stocks si une pandémie survenait, alors que les chercheurs-virologues expliquent qu'il faut du temps, 4 mois environ, entre la phase d'identification du virus pandémique circulant et l'application vaccinale correspondante ? Pourquoi assiste-t-on à une intensification des campagnes de vaccination à partir de 2009 ?

- Pourquoi avoir stocké tout aussi massivement des antiviraux (Tamiflu – Relenza) alors que des organismes officiels de santé publique et les apparentés, comme la FDA – CDC, et l'OCCETS, nullement auréolés d'impartialité et habituellement facilitateurs d'homologation en faveur de médications néfastes élaborées par divers laboratoires et lobbies, ont considéré ces médicaments peu agissant même sur la grippe saisonnière, a fortiori sur le type aviaire H5N1, ou porcin A-H1N1 ?

- Pourquoi le reliquat des stocks de vaccins, 180 millions de doses inutilisées en 2010 par les pays riches à l'issue des campagnes inutiles de vaccination grippale, a été redistribué aux pays pauvres et chauds, dont les populations ne sont pas concernées par le virus grippal, non opérant à ces latitudes, sinon pour y introduire d'autres souches et/ou affaiblir le système immunitaire du plus grand nombre ?

- Pourquoi est-ce la première fois que le vaccin de la grippe saisonnière comporte simultanément trois nouvelles souches virales, sinon pour tenter de ne pas reproduire l'échec des campagnes de vaccinations précédentes ?

- Cela est d'autant plus incompréhensible que depuis 2005 Sanofi-Pasteur définit son vaccin contre la grippe aviaire, beaucoup plus sévère que la saisonnière, comme ayant une forte réponse immunitaire à un faible dosage d'antigène H5N1 (voir au chapitre 18 le tableau résumant la médiatisation du test, sur la base complètement faussée d'un dosage du vaccin en trompe-l'œil à 180 µg au lieu de 15 µg).

- Pourquoi les hommes les plus riches au monde, pour la plupart l'élite de la véritable gouvernance mondiale, se sont réunis très discrètement en mai 2009 au domicile de Paul NURSE, biochimiste de renommée mondiale, si ce n'est pour affiner leur plan d'éradication à l'échelle planétaire – une vérité partiellement dévoilée ici.[145]

En conclusion :

- L'on cherche à faire croire au grand public l'arrivée cyclique de pandémies. Ce qui ne repose sur aucune base scientifique. Certains virologues libres de leurs opinions précisent que les virus du groupe influenza H5 n'infectent pas le système immunitaire de l'homme. Rappelons les dires du directeur de recherche Sanofi-Pasteur, le plus grand groupe mondial de production vaccinale, « *Je le redis c'est une maladie du poulet* ».

- Aujourd'hui les vaccins initialement stockés massivement utilisés par millions sur les populations au cours de l'hiver 2009 – 2010 ne sont qu'un ersatz, un faux à usage de faux, contre la grippe aviaire, ou porcine… L'on veut faire croire à l'opinion publique que l'on possède un vaccin opérationnel et que toutes précautions sont prises contre une prochaine pandémie. Une mystification habilement orchestrée, très précisément démontrée par notre enquête et celle d'autres chercheurs intègres.

- En 2010, une petite partie de l'opinion publique, notamment ceux de la classe politique non soumis aux directives du cartel, se réveille quelque peu. Leur critique n'est certes pas fondée sur une analyse impartiale des faits, sur le souci de santé publique des populations confrontées aux maladies iatrogéniques, moins encore sur le processus caché d'éradication d'une grande partie de l'humanité. Pas

---

[145] **Urgent Grippe A : La vérité dévoilée par un medecin chef**
http://www.dailymotion.com/video/xb8yvk_urgent-grippe-a-la-verite-devoilee_news

plus que sur la connaissance des objectifs de la véritable gouvernance mondiale auxquels ils ne croient pas.

Les objections en temps de crise économique majeure ne portent que sur l'incompétence de ministres de la santé manipulés ou corrompus par les fabricants de vaccins ; Sur la stupidité des gouvernements d'avoir mobilisé des sommes colossales, investies pour rien, grevant d'autant le budget des nations. Des moyens financiers comme évaporés en pleine période de récession économique. Mais il est bien trop tard pour réagir, car rien ne semble pouvoir s'opposer tangiblement aux prochains épisodes planifiés de la vaccination de masse, notamment via **Ébola** – voir le chapitre 11.

CHAPITRE 21

LES PREUVES DU SCÉNARIO INIMAGINABLE EN COURS DE PRÉPARATION

Ce stratagème consiste : 1 - À organiser depuis des décennies l'affaiblissement du système immunitaire des populations. Sachant que le plus grand nombre d'individus subit déjà les carences alimentaires – le manque d'hygiène – la grande précarité – le stress d'une vie conditionnée – l'empoisonnement par les milliers de substances chimiques utilisées en agriculture intensive, par les innombrables additifs incorporés à tous les produits alimentaires.[146] Ce qui prépare d'autant mieux les conditions de vagues successives d'infections virales et bactériennes.

2 - À répandre dans les grandes villes par aérosol, ou par pulvérisation aérienne, une nouvelle forme de pandémie virale ou bactérienne à haut niveau létal sur les populations dont les défenses immunitaires auront été préalablement affaiblies, notamment par les campagnes massives de vaccination grippale en cours et par celles à venir.

3 - À organiser simultanément une stérilisation de masse, correspondant au plan d'éradication entrepris dès la fin des années 1970 en introduisant le SIDA sur le continent africain, puis l'Ébola. En vaccinant les enfants occidentaux dès l'âge de neuf ans contre le cancer du col de l'utérus.

---

[146] **CODEX ALIMENTARIUS**
https://www.youtube.com/watch?v=WPpAOS3f-hk

4 - À enrichir et corrompre tous les coopérateurs à ce plan, hommes politiques, marchands de chimie... à l'exemple de RUMSFELD & SCHULZ (Tamiflu) – d'Al-GORE (AZT)... Certains technocrates opérant à des postes clés – la plupart des Experts médicaux – la grande majorité des Groupes et laboratoires pharmaceutiques.

Les nombreux faits explicités jusque-là conduisent à penser sans la moindre hésitation, sans le moindre doute, que ce type de vaccination sera le vecteur de prochaines nouvelles tentatives de pandémies de type grippal (SRAS...). Et/ou d'autres maladies pandémiques formulées à partir de souches virales et bactériennes (pestes – anthrax...), détournées de locaux sécurisés P4. Et celles développées depuis longtemps par les divers laboratoires de génie génétique publics et privés coopérant directement ou indirectement avec l'OMS à ce plan d'éradication.

Tout ceci fait partie intégrante de la panoplie de moyens machiavéliques à disposition du cartel occulte. C'est l'une des particularités de l'emprise du mondialisme qui s'intègre au plan d'ensemble. Une méthodologie dénuée de tout sentiment humain, de pitié, de la part de cette élite mondiale, un passage obligé pour l'humanité selon leur optique millénariste.

UNE NOUVELLE PANDÉMIE EST EN COURS DE PRÉPARATION DANS LES LABORATOIRES DE L'ARMÉE AMÉRICAINE ET AFFILIÉS MONDIAUX

En juillet 2009, environ 9000 fioles contenant des agents pathogènes ont été portées manquantes lors d'un inventaire effectué par l'armée américaine. Ces échantillons entreposés au Fort Detrick contenaient tous diverses toxines hautement dangereuses.

Après quatre mois de recherche, les enquêteurs ont constaté l'absence de 9220 flacons manquants dans la base de données qui en répertorie 66.000. Les fioles contenaient des agents pathogènes mortels tels que le virus Ébola – le Charbon (anthrax) – les toxines botuliques – le virus de l'encéphalite équine du Venezuela qui cause la tularémie - une infection généralisée avec forte fièvre et pénétration du germe par voie digestive ou par inhalation, atteinte des poumons, du tube digestif ou du cerveau possible, pouvant entraîner la mort en l'absence de traitement. Ces flacons étaient entreposés dans un dispositif réfrigéré spécialement prévu pour leur conservation. La plupart des souches pathogènes n'étaient pas utilisées depuis des années, sans pour autant perdre de leur extrême dangerosité. Un officiel de l'armée américaine a indiqué : « *Je ne peux pas vous dire si les fioles ont quitté le laboratoire, nous pensons que c'est une situation sans précédent* ».

Richard EBRIGHT, professeur à l'université de Rutgers, spécialiste en biosécurité est très choqué par la disparition de ces fioles. Il déclara :

> « *9000 fioles disparues dans un laboratoire de l'armée* [...] *c'est extraordinaire* [...] *si un petit nombre avait disparu, cela aurait été angoissant* [...] *mais là ! 9200* [...] *dans une institution qui prétend assurer une sécurité maximale à ce sujet. C'est profondément inquiétant...* » Traduction d'un article du Washington post du 18 juin 2009.[147]

Depuis la disparition de ces toxines, les commanditaires ont-ils fait procéder à des opérations d'associations génétiques de souches mortelles et à leur duplication pour en constituer un nouvel arsenal quasi inépuisable ? Dans les mois à venir, cette pestilence sera-t-elle testée et ensemencée partiellement par voie

---

[147] **9000 fioles ont disparues d'un Labo de l'Armée**
http://www.dailymotion.com/video/xamado_9000-fioles-ont-disparues-d-un-labo_news

aérienne – chemtrails - au-dessus des villes ? Ou afin d'optimiser au maximum l'effet létal attendu, cet ensemencement aérien sera-t-il précédé à grand renfort de propagande d'une prochaine opération de vaccination massive pour la grippe ou pour une autre forme de maladie contagieuse ?

Dans ce cas, le matériel génétique du/des virus mutants génétiquement manipulés du vaccin se recombinerait avec les cellules de l'intestin générant des entérovirus. À ce stade, si la maladie grippale se déclarait, les antiviraux (Tamiflu ou Relenza) administrés aux malades modifieraient à nouveau le processus de souches mutantes endogènes, en l'amplifiant, ainsi que nous l'avons démontré plus haut, notamment aux chapitres 3 – 4 – 5 Au chapitre 12 – L'ADN fractionné peut porter des gènes.

C'est le processus de commutation, ou passage du matériel génétique ⇨du virus atténué ou tué, potentialisé par la bombe cellulaire à retardement que constitue la composition vaccinale (chapitre 5) aux cellules saines de l'organisme. Lesquelles reproduiront ultérieurement une forme virale plus virulente, un mutant (protéique) non contrôlable, car non reconnaissable par le système immunitaire (SI) – C'est l'auto-pré-infection d'origine vaccinale. Cette anomalie mutagène, comme celle du mimétisme cellulaire (l'erreur d'interprétation de la signalisation cellulaire et/ou du SI), commence à être reconnue par le milieu de la recherche de pointe. Voir au chapitre 12 – La remise en cause du SIDA est occultée – Que se passe-t-il lors d'une réponse immunitaire normale.

DEUXIÈME PHASE, ENSEMENCER DIVERSES SOUCHES VIRALES CIRCULANTES PARMI LES POPULATIONS

Une fois la maladie pré-déclarée au niveau endogène, d'autres souches de virus génétiquement hybridés pour être mortels (Ébola, encéphalite…) sont répandues dans l'atmosphère également par chemtrails, au contact d'organismes déjà affaiblis par la présence de protéines virales mutées. Le système immunitaire des populations à cause d'une signalisation non interprétable est dans l'incapacité de reconnaître les formes virales mutées. Par conséquent il ne peut ni les marquer ni les détruire. C'est alors que toutes les conditions pandémiques sont réunies à leur niveau optimal. À ce stade, l'individu contractera très facilement à minima l'une des nombreuses maladies virales ensemencées simultanément.

TROISIÈME PHASE, LA SURINFECTION PAR D'AUTRES SOUCHES BACTÉRIENNES

Ce sont des toxines génétiquement modifiées correspondantes à d'autres maladies bactériennes – Charbon – anthrax[148] – toxines botuliques… conditionnées avec les fioles disparues (dont le contenu a été démultiplié) et ensemencées à partir d'épandage aérien, ou répandues à l'aide d'aérosol sur la terre, dans le centre des villes, métros… Les organismes ayant résisté à la deuxième phase d'origine virale ne résisteront probablement pas à la troisième vague infectieuse d'origine bactérienne. Celle d'une pandémie sans précédent, initialement prévue pour toucher

---

[148] En mai 2015, le laboratoire militaire de Dugway dans l'Utah annonce une erreur de transfert de bacilles d'Anthrax actifs en direction de 9 laboratoires privés. Le Pentagone et les CDC (centres de contrôle des maladies) enquêtent. « *Le laboratoire de Dugway participe actuellement à un programme de recherche militaire visant à élaborer des tests de détection de menaces biologiques utilisables sur le terrain* » précise le colonel WARREN. En 2014, plusieurs laboratoires publics américains ont avoué plusieurs erreurs dangereuses de ce type. En juillet 2014, le directeur des CDC, Tom FRIEDEN a reconnu devant le Congrès une série de manquements aux protocoles de sécurité au sein de ses laboratoires, « *il y a eu une série d'impairs pour des protocoles importants* ». L'armée a reconnu que 22 militaires ont pu être exposés au bacille de l'Anthrax lors d'un entraînement sur une base américaine en Corée du Sud, ce qui a occasionné une décontamination du laboratoire en question.
Le Pentagone envoi par erreur un bacille mortel d'anthrax à un laboratoire privé
https://www.youtube.com/watch?v=v1WYk2ciXD0

d'abord le continent asiatique. Dans la période à venir, **elle peut se produire avec ou sans le concours de nouvelles campagnes mondiales et massives de vaccination** quelque peu répugnée par les populations occidentales. L'ensemencement viral et/ou bactérien sera suffisamment efficace pour contaminer l'ensemble des populations des cinq continents. Majoritairement les pays pauvres - Amérique du Sud – Asie –Continent africain – Continent Indien – où la grande majorité d'individus souffrent de mal nutrition, de manque d'hygiène et sont multi vaccinés dès l'enfance jusqu'à l'âge adulte, donc immunitairement beaucoup plus vulnérable.

LES PREUVES RÉTROSPECTIVES D'ESSAIS DE PLAN PANDÉMIQUE GRIPPAL OU ÉBOLIEN – *POINT CLÉ*

1918 : La grippe A H1N1 *dite Espagnole* tua 600 à 80 millions de personnes est une maladie vaccino-induite, ou maladie pré déclarée par le processus de commutation – genechimérisation décrit plus haut. Elle trouve son origine dans une base militaire américaine du Kansas, dont les soldats avaient été multi vaccinés, puis envoyés se battre en Europe où ils ont répandu ce fléau.

Ce constat n'a pas échappé aux chefs occultes du monde, à partir duquel tous les autres plans pandémiques ont été envisagés, élaborés et appliqués depuis cette époque. Le professeur John OXFORD des hôpitaux St. Bart's et Royal London soutient que : « *La pandémie H1N1 de 1957 qui a tué environ un million de personnes, a probablement commencé lorsque le virus s'est échappé d'un laboratoire* » – National public radio, 4 mai 2009.

De 1970 à nos jours : 1) Il faut noter que les travaux français de bio défense ne se rapportent qu'à la grippe. Le seul virus sur lequel travaille le CEB (centre d'études le Bouchet). Des recherches sur les infections de la grippe par voie aérienne ont été publiées dès 1974 par des chercheurs du service de santé de l'armée française. Plus récemment, le CEB et l'hôpital militaire HIA Bégin, en collaboration avec des chercheurs universitaires, étaient impliqués dans plusieurs projets sur le développement de traitements possibles contre les infections de la grippe propagées par voie aérienne en courant aérien naturel.

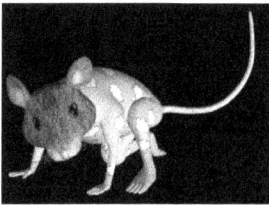

2) Un des volets de ce travail est **la surinfection** (se reporter ci-dessus à la 2e et 3e phase pandémique du plan) par l'apport d'autres sources pathogènes (souches virales ou bactériennes) issues d'animaux primo infectés par la grippe. Selon une publication récente, une souris modèle-cobaye infectée par le virus létal A de la grippe a été créée pour ces expériences non exceptionnelles.

3) Bien qu'à lui seul le virus de la grippe soit réellement une arme biologique efficace, en particulier si l'on considère des souches modifiées génétiquement portant des gènes de la souche mortelle de 1918. Cependant, d'un point de vue militaire, il n'est pas le principal agent viral d'armes biologiques. La plupart des experts considèrent les virus Ébola – *voir le chapitre* 11 - Lassa – variole – comme des menaces biologiques majeures. Ils le seront d'autant plus en phase de surinfection avec d'autres souches virales ou bactériennes.

4) Au final, malgré ces diverses possibilités, depuis les années 1970 jusqu'à présent, la communauté militaire française de bio défense conjointement à l'institut de pathologie de l'armée US, en collaboration avec l'OMS, ont maintenu **une attention toute particulière sur le seul virus de la grippe** dont l'application est aisément mixable aux campagnes de vaccination. C'est ce qui ressort de la majorité des faits de contamination décrits ci-après.

1971 : la CIA contamine Cuba avec la fièvre porcine africaine. 500 000 porcs sont abattus. Pour la FAO c'est l'événement le plus alarmant de l'année

Mars 1976 : Le gouvernement américain lance une vaste campagne de vaccination de la population après le décès, deux mois plus tôt, d'un soldat atteint soi-disant de la grippe porcine. Il s'agissait d'un homme de troupe multi vacciné, comme bien d'autres soldats l'objet d'expérimentations virales et/ou bactériennes. La maladie ne s'est finalement jamais propagée. Par contre, le vaccin est accusé d'avoir provoqué plusieurs dizaines, voire centaines de morts, sans comptabiliser les maladies iatrogéniques transgénérationnelles (passage à la postérité) introduites par cette vaccination.

1981 : La CIA contamine Cuba avec la dengue hémorragique.

Années 1990 : Sous prétexte de tout apprendre sur le virus de la grippe, le Dr Jeffrery TAUBENBERGER de l'US Army Forces Institute of Pathology commence ses recherches pour recombiner le terrible virus H1N1 de 1918. En 1995, il utilisa les fragments initialement congelés, prélevés en Alaska, pour finalement en 2003 – 2005, après une dizaine d'années d'intense recherche – parallèlement au séquençage complet du génome humain – réussir à récupérer et à séquencer les fragments d'ARN viral issus de ces tissus déterrés du sol gelé.

2003 : Le Journal of the Royal Society of Medicine annonce que la grippe peut être diffusée par aérosol.

2004 – 2005 : Des échantillons du virus de la grippe asiatique de 1957/58 (H2N2), qui a fait environ un million de morts, ont été envoyés par mégarde à plus de 6400 laboratoires dans le monde. Ces expéditions réalisées par la firme américaine Meridian Biosciences ont eu lieu entre septembre 2004 et février 2005. Aucune explication n'a été donnée par Meridian concernant l'origine de cette apparente bévue qui provoqua beaucoup d'émoi dans la communauté scientifique internationale. Meridian Biosciences est aussi un fournisseur de l'armée française.

2005 : Le Center for Disease Control (CDC) réalise une combinaison de grippe aviaire - de grippe humaine H1N1 - pour une étude sur des pandémies qui n'ont jamais eu lieu... Le CDC est le principal organisme de santé publique aux États-Unis.

Août 2007 : La fièvre aphteuse ravage les élevages anglais. Le virus correspondant découvert dans cette ferme de Grande-Bretagne provient d'une souche très semblable à celle utilisée dans des laboratoires de recherche proches de l'exploitation. Deux laboratoires situés à Pirbright sont en cause. L'un est l'Institut pour la santé animale (Institute for Animal Health) géré par le Biotechnology and Biological Sciences Research Council (BBSRC), un organisme gouvernemental. L'autre est un laboratoire de la société pharmaceutique Merial, propriété du groupe américain Merck et du français Sanofi-Aventis-pasteur. L'éventualité d'une libération dans l'environnement d'agents pathogènes de ce site a surpris les experts en sûreté biologique, puisqu'il s'agit d'un laboratoire de type P4, catégorie censée être la plus sûre de tous les niveaux sécuritaires existants.

2008 : Lors d'un contrôle, un incident très grave s'est produit correspondant à un cocktail de souches grippales H3N2 et H5N1 en provenance des laboratoires Baxter et destinées à quatre pays. Ce type de réassortiment avait le potentiel pandémique de grippe mortelle.[149]

Avril 2008 : Siti SUPARI ministre indonésienne de la Santé cesse de transférer les souches de grippe aviaire, prélevées sur des malades, au laboratoire américain NAMRU2 parce qu'il refuse de partager les résultats de ses recherches avec l'Indonésie et les autres pays désireux d'assurer la fabrication de leurs propres vaccins. Isro SAMIHARJO, chercheur de pointe au ministère indonésien de la Défense, a déclaré que le gouvernement US

---

[149] **Sommes-nous passés à côté d'une bombe virologique ?**
http://www.le-citoyen.info/?Sommes-nous-passes-a-cote-d-une

faisait procéder à Los Alamos à l'élaboration d'armes biologiques. Il appuyait les dires de madame SUPARI qui par ailleurs précisait que ces mêmes échantillons transmis à NAMRU2 pourraient être utilisés pour développer des armes bactériologiques. Par ailleurs, dans les années 1980 SAMIHARJO relatait qu'un acte de bioterrorisme avait dégradé une partie des rizières, soumettant l'Indonésie à la dépendance alimentaire partielle en important d'abord ponctuellement du riz et sans discontinuer des semences de riz.

2008 : Des universitaires aux États-Unis découvrent trois gènes clés pouvant transformer un banal virus de la grippe en un redoutable tueur.

En 2009 : Baxter travaille avec l'OMS pour fabriquer le virus de la grippe H1N1.

En 2014 : la souche aérienne d'**Ébola** peut se révéler **la peste noire du 21ᵉ siècle** – chapitre 11

À la vaccination de masse et à l'épandage de virus, de bactéries, mortels, se greffe un troisième moyen tout aussi sournois pour réduire la population mondiale. Il se trouve qu'il fait lui aussi l'objet d'une intense propagande, notamment au sein des pays développés.

CHAPITRE 22

LA MISE EN ŒUVRE D'UNE STÉRILISATION DE MASSE

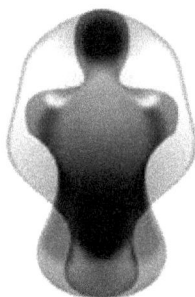

Parallèlement à la préparation de pandémies, les instances de la gouvernance occulte ont organisé une stérilisation de masse des femmes, dès l'âge de la préadolescence. Après les États-Unis et le Canada, l'Europe est concernée par une grande campagne de vaccination anti cancer du col de l'utérus. Tout le monde semble se réjouir de cette apparente avancée médicale ! Qu'en est-il exactement ? Il s'agit maintenant d'un nouvel épisode propice à produire des conditions sanitaires pires que celles introduites par les vaccins anti hépatite B

Création d'un besoin, une méthode du marketing. Gardasil et Cervarix sont les nouveaux vaccins vedettes de l'industrie pharmaceutique. Le matraquage publicitaire, les communiqués des agences sanitaires et les déclarations rassurantes des médecins de ville ont créé un besoin en jouant sur la peur du cancer de l'utérus. Mais cette vaccination, officiellement recommandée, est-elle pour autant recommandable ? Est-elle efficace ? Ces vaccins sont-ils réellement sûrs ? A-t-on assez de recul pour pouvoir en juger ? Comment se transmet la maladie contre laquelle on vaccine ? Est-elle grave, est-elle fréquente ? Les traitements curatifs sont-ils au point ?

Tout le monde parle de vaccination contre le cancer du col de l'utérus dont le papillomavirus humain (HPV) serait à l'origine du mal, une affirmation qui n'a jamais été prouvée. Le HPV est un virus d'une centaine de souches différentes. La transmission s'opère préférentiellement par voie sexuelle, mais sans que cela soit la cause première générant ce cancer. Une donnée délibérément ignorée des concepteurs du vaccin puisqu'ils se sont attachés à faire valoir astucieusement l'apparente nécessité d'inclure dans les deux vaccins la douzaine de souches existantes dites à haut risque, particulièrement les souches n°16 et 18 de HPV.

La propagande des laboratoires : Glaxo-Smith-Kline, fabricant du Cervarix (dirigé contre les HPV 16 et 18) prétend pouvoir lutter contre 80 % des cas de cancers du col grâce à une protection croisée avec d'autres souches non contenues dans son vaccin. Sanofi-pasteur-Merck[150] fabricant du Gardasil (dirigé contre les HPV 6, 11, 16 et 18) prétend que ce vaccin éviterait 70 % des cas et qu'il peut en outre aussi protéger des verrues génitales, une pathologie bénigne. Les deux laboratoires préconisent la vaccination précoce dès l'âge de neuf ans, avant les premiers rapports sexuels pour une plus grande efficacité.

En réalité, ces laboratoires cachent des informations capitales : la fréquence des sérotypes de HPV (identification des cellules en sérologie) varie fortement d'une région du monde à l'autre. Selon une étude récente parue dans Jama (revue médicale de référence), les HPV 16 et 18 représentent 2,3 % de toutes les contaminations par HPV dans un pays industrialisé comme les États-Unis.

---

[150] Voir au chapitre 16 - Le travestissement des traitements contre la grippe dite aviaire – la condamnation juridique de cet industriel, par milliards de $ pour les effets secondaires du VIOXX – et au chapitre 18 – son implication dans l'ignoble expérimentation faite sur des sans-abri polonais.

Très probablement, cette vaccination induira par un processus de compensation immunitaire une fréquence accrue d'autres souches, non contenues dans ces vaccins, devenant alors plus résistantes. Le Pr Claude BERRAUD, professeur honoraire à l'université de Bordeaux, ancien membre du conseil scientifique de la Mutualité française, a récemment exprimé son scepticisme dans le journal le Monde :

> « *Dans le cas où ce vaccin serait efficace, le pourcentage de la population qui en bénéficierait sera faible. Les modèles statistiques et épidémiologiques les plus optimistes estiment que ce type de vaccination pour toute la population adolescente conduirait en 2060 à une réduction de 10 % de la mortalité par ce cancer, soit en France 100 femmes par an. En dernier lieu, le coût de cette efficacité serait très élevé.* Il craint : *les perturbations écologiques que ce vaccin pourrait induire dans l'équilibre des souches virales, soit en favorisant le développement de souches résistantes, ou soit en accroissant la virulence de souches aujourd'hui inoffensives* ».

Pour 90 % des infections au HPV, le virus sera éliminé par les cellules du système immunitaire dans un délai de 8 à 13 mois sans avoir généré le moindre désagrément. Pour les 10 % restants, le virus pourra persister plus longuement et être associé à l'apparition de lésions précancéreuses appelées dysplasies cervicales du col utérin, dont il existe différents niveaux de gravité. Toutefois, seuls 3 % de ces dysplasies (soit 0,3 % du total des infections) dégénéreront en cancer – vidéo du professeur Henri JOYEUX.[151]

Ces lésions débutantes peuvent disparaître naturellement, de plus elles peuvent être traitées très efficacement. Le stade de cancer véritable peut donc être évité dans la majorité des cas, par l'usage du laser et de la conisation (abrasion mécanique des tissus lésés)

---

[151] **Non Au Vaccin Gardasil Pour Nos Enfants Des 9 Ans ! Petition**
https://www.youtube.com/watch?v=4QNIqxnWGhg

des moyens en aucun cas comparables aux lourds traitements des cancers que sont la chimiothérapie et la radiothérapie. Pas de quoi faire peur à **la population féminine déjà hyper sensibilisée par les multiples campagnes de prévention du cancer du sein** et de plus très influençable en matière de prévention de maladies des organes génitaux, symboliquement porteurs de vie et de mémoire générationnelle.

La prévention est inexistante pour les pays pauvres. L'intérêt des traitements locaux pour les lésions détectées à temps rappelle l'importance d'un dépistage régulier par frottis pour les jeunes femmes dès qu'elles deviennent sexuellement actives. C'est d'ailleurs cette absence de dépistage délibérément organisé qui explique pourquoi 80 % des cas mondiaux de cancer du col de l'utérus surviennent dans les pays du Sud.

Pour les pays riches, ce dépistage permet une réduction très importante de la mortalité liée à ce type de tumeur qui représente 2 % de la mortalité féminine par cancer. Plus évident, c'est la fréquence de cette pathologie qui n'a cessé de diminuer ces vingt dernières années, sans qu'aucun vaccin ne soit entré en ligne de compte. Autre piste de prévention, les femmes doivent prendre en compte leurs propres facteurs de risque (tabagisme – alimentation déséquilibrée – stress – exposition à différents polluants – prise de la pilule contraceptive – immunodépression – relations multiples non protégées, etc.) pour essayer, dans la mesure du possible, de corriger leur terrain et de renforcer leur immunité.

AVOIR DÉCLENCHÉ LE SIDA NE LEUR SUFFISAIT PAS

Les Laboratoires Sanofi Aventis-Merck (MSD) produisent un vaccin pour adolescents, contre le cancer sexuellement transmissible, alors que ce groupe est tristement connu pour son vaccin de l'hépatite B. Selon des rapports scientifiques publiés par le docteur HOROWITZ, il est responsable du déclenchement de l'épidémie de SIDA en occident. Dorénavant, ce groupe pharmaceutique participe plus avant au plan de stérilisation de masse en commercialisant depuis 2007 le Gardasil, un vaccin contre le cancer du col de l'utérus destiné à la population des jeunes filles, dès l'âge de 9 ans.

Un produit contenant du borate de sodium (Na2B4O7-10H2O – Borax, ou mort aux rats) assurant son rôle de stérilisation des femmes, conformément au plan de réduction drastique de la population mondiale. De même, le vaccin contre le H1N1, objet de campagne massive de vaccination a été formulé pour contenir aussi du borate de sodium pour le même objectif de stérilisation de masse. Idem pour le Cervarix des Laboratoires GSK – GlaxoSmithKline.

SANS SURPRISE, UNE COMPOSITION INQUIÉTANTE

Les deux vaccins sont des produits transgéniques. Pour ce type de manipulation, il faut savoir que la purification ne peut jamais être parfaite. Des résidus de la manipulation génétique (enzymes, ADN hétérogène...) subsistent dans la formule finale avec le risque que cela interfère avec le génome, l'ensemble du matériel génétique du corps humain.

Voir le chapitre 3 – La genechimérisation – Au chapitre 12, le sous-titre – L'ADN fractionné peut porter des gènes – Le chapitre 2 – Les effets secondaires des vaccins, à court et long terme.

Le Gardasil contient en outre 225 µg d'aluminium par dose ainsi que du polysorbate 80 un stérilisant, du borate de sodium, des substances connues en synergie pour leur neurotoxicité, leur cancérogénicité et leurs nombreux autres effets secondaires, notamment sur la circulation, les organes des sens et la stérilité. Le vaccin Cervarix, lui, renferme 500 µg d'aluminium par dose ainsi qu'une fraction manipulée d'endotoxine MPL (monophosphoryl lipid A), le tout formant un adjuvant appelé AS04, **une bombe cellulaire à retardement** ayant un potentiel d'induire des maladies auto-immunes. Auquel s'ajoutent les nonylphénols aux effets oestrogéniques pour les femmes, et les oxynols aux effets spermicides pour les hommes. Chapitre 4 – nocivité des additifs vaccinaux – voir cette vidéo,[152] ce type de vaccin est à l'origine de 30.000 accidents et 130 décès.

UN CHERCHEUR LIMOGÉ POUR AVOIR DÉCOUVERT UNE CONTAMINATION DANS LE GARDASIL

Tous les types de vaccin sont contaminés par l'ADN utilisé lors de leur fabrication. Voir du chapitre 3 au chapitre 5, voir le sous-titre – les bases animales, ou humaines, laissent leur empreinte protéique. Cette fois, il était possible d'officialiser particulièrement cette forme de contamination, car tous les lots de vaccins Gardasil destinés à 13 pays, après analyse se sont révélés dangereux. L'ADN recombinant d'HPV était fermement lié à l'aluminium de la composition vaccinale. Cet épisode a commencé lors d'études soumises à la décision de la FDA, avant approbation de mise sur le marché de vaccins anti-HPV. Ils étaient suspectés d'un risque accru de lésions précancéreuses chez les femmes vaccinées, parce qu'antérieurement atteintes par des souches protéiques du Gardasil et du Cervarix.

En septembre 2010, le Dr Sin HANG LEE avait accepté de mettre à disposition du public américain sa technologie de génotypage HPV. Un moyen pour les femmes de se faire dépister avant une éventuelle vaccination. Le 13 décembre, il a été limogé de son poste de directeur de laboratoire de pathologie à l'hôpital de Milford. Même si une action en justice a été engagée pour le soutenir, ce spécialiste ne peut plus poursuivre

---

[152]http://www.ipsn.eu/petition/vaccins.php?utm_source=newsletter&utm_medium=mailing&utm_campaign=interview&sapp=SAV

son travail d'analyse d'échantillons en faveur du public favorable à ce type de vaccination. Une fois de plus, les forces de sape ont eu l'avantage.

CE N'EST PAS LEUR PREMIER COUP D'ESSAI EN MATIÈRE DE STÉRILISATION DE MASSE

➤ Entre 1968 et 1970 des femmes d'Afrique du Sud se plaignaient de stérilité. Et pour cause, les mois précédents, elles avaient reçu des injections de « *vitamines* » dans les cliniques du gouvernement, il s'agissait de Depo-Provera, un contraceptif de longue durée.

➤ En mars 2004, Life-Site-News révéla que la campagne de vaccination des enfants nigériens contre la poliomyélite, qui a été organisée par l'Unicef (organisme rattaché à l'ONU) était un prétexte pour stériliser la nation entière.

➤ Des échantillons de vaccin ont été prélevés et analysés en Inde, sur la base de technologie de pointe (chromatographie gazeuse et radio immunologie), l'on a découvert alors la preuve d'une contamination par des hormones (þþhcg) synthétiques agissant directement sur le système reproductif humain.[153]

➤ En 1995, pour la même raison, la ligue des femmes catholiques des Philippines avait obtenu de la justice l'arrêt d'un programme antitétanique également organisé par l'Unicef. La Cour suprême philippine indiquait que le mal était déjà fait puisque trois millions de femmes âgées de 12 à 45 avaient été vaccinées. Cette même hormone (þhcg) incorporée aux vaccins a été inoculée dans plusieurs autres pays en voie de développement.

---

[153] **Tromperie sur la marchandise**
http://www.contraception.fr/f-b0001df.htm

➢ En 2007, la þhcg a été retrouvée dans une campagne similaire de vaccination en Argentine, au Nicaragua, au Mexique. En Inde, récemment, 58 associations se sont insurgées contre le projet ignominieux de Merck-Glaxo-Smithkline d'enrôler, parmi des familles pauvres, 14.000 filles de 10 à 14 ans pour des essais vaccinaux étalés sur deux années. Face à l'indignation des habitants, les autorités sanitaires indiennes s'y sont opposées.

➢ En mars et octobre 2014, l'OMS et l'Unicef ont organisé une campagne de vaccination au Kenya contre le tétanos, dans la tranche des 14 – 49 ans. L'épiscopat catholique du Kenya ayant participé à cette campagne a demandé au ministre Kenyan de la Santé, James WAINAINA MACHARIA de vérifier la composition des vaccins, ce qu'il a refusé de faire. La Commission épiscopale a mandaté le laboratoire AgriQ Quest Ltd pour des expertises qui ont révélé 24 à 37,5 % d'hormones beta humaines chorioniques gonadotrophiques – þhcg[154] – suffisamment pour stériliser les femmes. La Commission parlementaire de la Santé a invité ce ministre, qui n'avait pas testé le vaccin et l'épiscopat à lui présenter leurs travaux respectifs. Ce dernier présenta 3 échantillons positifs sur 9. Sachant que ce vaccin s'administre en 3 prises, une prise contaminante à chaque fois permet au final de toucher toute la population. Sur cette conclusion, le Ministère Kenyan de la Santé se retira du débat. Dès lors, Mgr Paul KARIUKI NIJIRU, évêque d'EMBU, président de la Commission de Santé de l'épiscopat, accusa l'OMS, l'Unicef, le gouvernement Kenyan, d'avoir délibérément inoculé de l'þhcg à toutes les femmes pour les stériliser à leur insu. Les évêques craignent une méthode cachée de stérilisation à grande échelle, déjà appliquée aux Philippines, Nicaragua, Mexique. L'OMS n'a

---

[154] Cette hormone, injectée à une femme qui n'est pas enceinte, combinée à l'anatoxine tétanique génère des anticorps latents contre le tétanos et le hcg. Lorsque l'ovule sera fécondé, l'hcg endogène (produite naturellement par l'organisme) sera annihilée par ces anticorps rendant la femme stérile à vie.

pas communiqué à ce sujet. Source : http://www.kccb.or.ke/home/news-2/press-statement-5/

Du vaccin au comprimé. Un autre support, la quinacrine médicament anti paludisme et malaria, peu coûteux est aussi utilisé pour stériliser chimiquement les femmes. Plus récemment, des campagnes obligatoires de vaccination contre la rubéole ont été organisées en Amérique latine. Au Brésil, elles ont concerné 70 millions d'individus (femmes de 12 à 49 ans et hommes de 12 à 39 ans). Alors que dans ce pays, une minorité d'une vingtaine de cas annuels fait l'objet de malformations dues à la rubéole de la mère, en début de grossesse.

Ces faits ont été dénoncés par des groupes de défense, regroupés en un premier réseau mondial de femmes pour les droits sur la reproduction. En un deuxième réseau féministe de résistance à l'ingénierie génétique et reproductive (FINRRAGE). Les faits cette fois ont été adressés aux bailleurs de fonds : La Banque Mondiale – Le Fonds des Nations unies pour la population (FNUAP) – Le Programme des Nations unies pour le développement (PNUD) – La Fondation ROCKEFELLER – L'agence des États-Unis pour le développement international (USAID) – Le Centre de recherche pour le développement international du Canada (CRDI) – Ainsi qu'à divers gouvernements de pays du Nord. Sans oublier les divers laboratoires pharmaceutiques, sous la coupe de la véritable gouvernance mondiale. En 1995, des démentis sont publiés, un article de l'OMS accuse les milieux pro-life et religieux d'affirmations mensongères ayant ralenti les campagnes de vaccination et ayant causé la mort de femmes et d'enfant non protégés contre le tétanos, tout en niant l'addition de Þhcg.

Rien n'effraie plus l'être humain que de devoir apprendre ou de faire autrement que d'ordinaire. Pour lui, il n'est jamais nécessaire d'avoir à changer ses chères habitudes.

CHAPITRE 23

LA VACCINATION DE MASSE, PRINCIPAL MOYEN MALTHUSIEN D'ÉRADICATION ACTIVE ET PASSIVE

CONDITIONNER LES POPULATIONS PAR LA PEUR DES MALADIES

Depuis le dix-huitième siècle, surnommé siècle des lumières, époque de montée en force des puissances des ténèbres, caractérisées entre autres par le malthusianisme ou politique de réduction drastique de la démographie, d'intenses campagnes médiatiques de propagande ont été axées systématiquement sur la peur de la maladie. Peur de cracher le sang à cause de la tuberculose – Peur d'être défiguré par la variole – Peur d'être infecté par le tétanos en touchant une ronce, une rose – Peur d'être stérile à cause des oreillons – Peur d'être paralysé par la poliomyélite – Peur d'avoir un cancer... Tout a été prétexté pour conditionner les foules par la crainte du Microbisme pasteurien afin de les vacciner à tout prix. D'autant plus aisément que les gens ne cherchent pas à en savoir plus sur l'acte vaccinal qu'ils intègrent si facilement à bien d'autres habitudes de la vie, fussent-elles les plus nocives.

AU XXIᴇ SIÈCLE, C'EST LA MÊME MÉTHODE DU CONDITIONNEMENT PSYCHIQUE QUI PERDURE

Aujourd'hui, l'on continue à jouer sur la crédulité, sur la peur de mourir d'un risque fictif de pandémie grippale baptisée tour à tour – aviaire – porcine – mexicaine… ou encore du risque d'un pseudo cancer génital… Un conditionnement psychique qui conduit aisément le grand nombre à se faire vacciner. Tout est orchestré pour piquer les populations occidentales, notamment une majorité de jeunes, principaux sujets à la vaccination de masse en 2009 et 2014.

Pour les populations des pays pauvres confrontées au dénuement, aux carences alimentaires, au manque d'hygiène, aux nombreuses maladies qui en découlent, on leur présente l'acte vaccinal comme le seul moyen de se préserver des maladies endémiques. Considérées en cobayes, ces populations ont été l'objet de toutes sortes d'immondes expérimentations vaccinales et médicales. Elles s'y sont soumises entièrement et docilement. Depuis l'enfance, elles ont été contraintes aux diverses et multiples vaccinations obligatoires présentées en planche de salut lors de campagnes nationales programmées par l'OMS.

L'organisme de tous les individus est devenu l'objet d'une attaque pernicieuse provenant de la composition vaccinale sciemment formulée pour à la fois – Affaiblir le système immunitaire – Pré activer la maladie – Rendre stériles les femmes et les hommes de la planète Terre. Après avoir étudié les multiples conséquences de la composition vaccinale sur la cellule, les ensembles cellulaires… il était temps de faire une étude détaillée sur la falsification des données.

CHAPITRE 24

LES STATISTIQUES DE TOUTES LES CAMPAGNES DE VACCINATION ONT ÉTÉ TRONQUÉES, OU OCCULTÉES

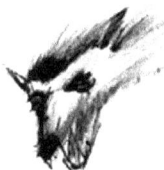

Pourquoi a-t-on oublié de nous dire que le chien qui avait mordu le petit Alsacien vacciné par Pasteur avait aussi mordu d'autres personnes du village, lesquelles ne furent ni vaccinées, ni malades ?

Les épidémies de poliomyélites dans le monde entier ont touché des milliers de personnes n'ayant pas été préalablement vaccinées. L'épidémie de coqueluche aux États-Unis a touché des centaines d'enfants vaccinés. Dans la même période de temps, la diphtérie a disparu parmi tous les pays imposant la vaccination, sans pour autant apparaître parmi les pays n'imposant pas la vaccination de masse, notamment la Suède. La poliomyélite a disparu en Europe pendant les années 1940 à 1950, sans le concours d'aucune vaccination de masse.

Pourquoi, en France, les épidémies de peste, de choléra, de suette picarde (1718-1906), certes très dévastatrices, plus récemment de scarlatine se sont-elles enrayées sans vaccin, sans s'étendre à d'autres pays ? Pourquoi, aux États-Unis le vaccin SABIN est-il encore administré à des enfants, alors que son concepteur le Dr SALK affirme qu'il cause actuellement la plupart des cas de poliomyélite ? Voir sa déclaration au chapitre 8.

DES COURBES DE DÉCROISSANCE NON OBJECTIVÉES

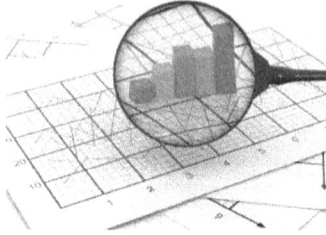

L'arrêt des épidémies n'a pas de rapport direct de cause à effet avec les campagnes de vaccination. Les statistiques objectives démontrent que le nombre de décès causés par diverses maladies infectieuses avait commencé à régresser bien avant que ne débutent les diverses campagnes de vaccination. En fait, les graphiques, supposés démontrer la diminution des maladies en correspondance aux diverses campagnes de vaccination, décrivent des courbes de décroissance non objectivées. Elles ne prennent pas en compte les périodes de temps (années, décennies, siècle) qui ont précédé le lancement des campagnes, sans lesquelles les résultats sont considérablement faussés. Les immunologistes sont perplexes en constatant les poussées épidémiques de diverses maladies (coqueluche – diphtérie – poliomyélite – rougeole – tuberculose) sur des populations préalablement vaccinées contre elles.

LES VRAIES DONNÉES SUR LA ROUGEOLE, LA PLUS BÉNIGNE DES MALADIES

En 2011, prétextant que la rougeole, une maladie bénigne, présente un risque pour tous les nourrissons et les jeunes adultes, l'institut de veille sanitaire français (INVS) considère qu'il s'agit d'une préoccupante épidémie et recommande de vacciner les populations en doublant la dose de ROR[155] pour la population née après 1980. Les décideurs de ce nouveau plan de vaccination n'ont pas voulu prendre en considération qu'avant toute campagne de vaccination, entre 1906 et 1983, le nombre de morts dus à la rougeole est passé de 3754 à 20, soit une diminution de 99,5 %, malgré une augmentation parallèle de la population de 33 %.

Aux États-Unis, en 1958, on répertoriait environ 800.000 cas de rougeole. En 1962, année précédant l'introduction du vaccin, l'on enregistrait 3000 cas. Dans le reste du monde, les cas de rougeole avaient diminué fortement sans qu'aucun lien ne soit établi avec la vaccination correspondante. Cependant, puisque dans la même période de temps l'on avait procédé à la vaccination du public, les autorités de santé ont été naïvement influencées par les publications pseudoscientifiques des laboratoires qui ont rapporté ce résultat au seul effet du vaccin.

Considérant le niveau réel de bénignité de cette maladie, le journal New England Journal of Medicine du 26 juin 1991 annonçait qu'au cours de la dernière épidémie, 80 % des cas de rougeole étaient apparus sur des enfants vaccinés. Aux États-Unis, selon les archives internes de la médecine de 1994, la rougeole est en constante augmentation depuis la mise en œuvre de cette vaccination. En 2011, la publication MMWR[156] du très officiel CDC (centre nord-américain de contrôle des maladies) cite deux exemples. Le premier concerne 17 universitaires de l'Illinois ayant contacté la rougeole alors que 99 % des étudiants avaient été vaccinés avec le ROR. Cas identique à l'université Corpus Christi au Texas, relaté par le célèbre journal médical New England Journal of Medicine, 14 étudiants ont contracté cette maladie, sur la base du même taux de vaccination de la population estudiantine.

---

[155] Voir le schéma du chapitre 2.
[156] **Measles Outbreak among Vaccinated High School Students -- Illinois**
http://www.cdc.gov/mmwr/preview/mmwrhtml/00000359.htm

De nombreuses publications internationales confirment ce même échec, accentué par un recul de l'âge moyen couplé à une gravité accrue des formes touchant l'adulte. Ce qui souligne le niveau de faiblesse de défense immunitaire du plus grand nombre d'individus. Une contreperformance qui assure le succès du conditionnement psychique sur les esprits mal informés et soumis à la propagande vaccinale. Avant 1978, la rougeole était une maladie bénigne qui contribuait à construire le système immunitaire de l'enfant et qui s'éteignait d'elle-même. La plupart des parents souhaitaient même voir leur enfant faire une rougeole pour lui procurer une solide immunité le reste de sa vie.

ALLEMAGNE, L'ÉTUDE DE L'INSTITUT ROBERT KOCH

L'institut du même nom que le médecin allemand découvreur de la bactérie de la tuberculose a fait une analyse détaillée sur 17.461 enfants représentatifs de la population allemande. L'on a enregistré 1500 informations par enfant, soit un total de 20 millions de données, répondant à de multiples questions relatives à leur milieu social et familial, à leur santé, à leurs analyses de sang, d'urine, à leur statut vaccinal, type de vaccins administrés, etc. dans ce pays qui n'impose pas la vaccination, l'objectif était de déterminer l'état de santé des enfants allemands de 0 à 17 ans. Les organisateurs ont ainsi pu constater des différences spectaculaires entre les vaccinés et non vaccinés. Voici ce qui en ressort :

	Enfants vaccinés	Enfants non vaccinés
Ensemble des allergies	*22,9 %*	*10,6 %*
Rhume des foins	10, 7 %	2,6 %
Asthme et bronchites chroniques	18,4 %	2,4 %
Neurodermites (affections de peau)	13,2 %	2,4 %
Herpès	12,8 %	0,2 %
Migraines – Diabète – problème thyroïdiens – crises d'épilepsie – hyperactivité	2,5 %	1,1 %
Scolioses	5,3 %	0,5 %
Problèmes de langage	6,25 %	2,11 %
Maladies infectieuses, dont les pneumonies	11, 07 %	7,75 %

L'on en a déduit que le système immunitaire des vaccinés se dérègle ou se bloque.

Vaccination et nerf optique Dr Gerhard BUCHWALD, mondialement connu pour ses travaux sur les vaccins, a constaté les dommages de la vaccination sur les nerfs optiques, parlant même d'épidémie de lunettes à cause du nombre croissant de vaccins administrés aux enfants.

ÉTATS-UNIS, PAS D'AUTISTES CHEZ LES AMISH

L'incidence des vaccins sur l'autisme a été établie, mais le gouvernement fédéral américain s'entête à en retarder la publication. Dan OLMSTED, journaliste d'investigation a recherché dans le pays des enfants vierges de tout vaccin, il s'est adressé aux amish du district de Lancaster en Pennsylvanie, lesquels sont opposés à la vaccination. Chez eux les autistes sont quasiment inexistants, alors que proportionnellement à la population du pays, l'on aurait dû en recenser 130, il en y avait 4. L'un d'entre eux avait été exposé à un taux anormal de mercure à cause d'un générateur et les trois autres avaient été vaccinés. Lorsqu'il fit part de cette découverte au Dr. Julie GERBERDING du CDC, elle lui rétorqua qu'elle n'avait aucun intérêt, car selon elle « *les amish ont des dispositions génétiques qui les rendent différents des autres populations des États-Unis* » !

Dan OLMSTED étudia ensuite une autre communauté, non religieuse, le Homefirst Health Services (HHS) de Chicago, une association de médecins fondée en 1973. Ils accouchent les femmes à leur domicile et suivent leurs enfants jusqu'à leur adolescence. Un point commun avec les amish, les enfants ne sont pas vaccinés et de ce fait ne sont pas autistes. Il publia cette enquête en décembre 2005. Le Dr Mayer EISENSTEIN, directeur général du HHS, signale : « *Depuis des années, nous avons suivi plus de 30.000 enfants dès leur naissance sans rencontrer un seul cas d'autisme parmi les enfants qui n'ont jamais reçu le moindre vaccin. Les quelques cas ne se rapportent qu'aux enfants vaccinés avant que leurs mères ne s'adressent à nous pour leur enfant suivant* ». Ce médecin critique ouvertement la politique vaccinale des CDC depuis les années 1990. Il est l'auteur du livre *Don't Vaccine Before You educate – ne vaccinez pas avant d'éduquer.*

MORTALITÉ INFANTILE

Dans tous les pays, elle augmente proportionnellement au nombre d'actes vaccinaux reçus. Un constat démontré par de nombreuses études internationales, dont la plus récente a été publiée le 4 mai 2011 dans la revue *Human and Experimental Toxicology.* Les auteurs sont le Dr Gary GOLDMAN et le journaliste médical américain Neil. Z. MILLER rédacteur de nombreuses publications dans le JAMA (Journal of American Medical Association) et le BMJ (British Medical Journal). Tous deux ont passé en revue toute la littérature afin de comparer le nombre de doses de vaccins administrés aux États-Unis et dans 33 autres pays par rapport au taux de mortalité infantile, il s'est avéré que l'un et l'autre suivent la même courbe. Les États-Unis détiennent le record mondial – 26 doses administrées par individu – pour 6,22 décès par tranche de 1000 naissances. En France – 19 doses administrées – pour 3,33 décès par tranche de 1000 naissances. En Suède et au Japon – 12 doses administrées – pour 2,75 et 2,79 décès par tranche de 1000 naissances.

HISTORIQUE DES PRINCIPAUX FAITS ET DOMMAGES LIÉS À LA VACCINATION

1- **1868, 1873, 1881 :** Les vaccinations contre la variole aux États-Unis ont entraîné une extension alarmante de la lèpre, comme le rapporte le Board of Health (le Conseil de Santé).

2- **1883** : Un document intitulé « *Dossier d'une catastrophe vaccinale* » fait état de 400 décès après vaccination.

3- **1900** : Le syndicat ROCKEFELLER et JP. MORGAN a acheté l'Encyclopedia Britannica. Toutes informations et références défavorables aux vaccinations ont été retirées de cette encyclopédie dominante dans le milieu médical.

4- **1917** : Au cours de la Première Guerre mondiale, des soldats américains préalablement vaccinés avant de s'embarquer pour l'Europe mourraient subitement à la suite d'un syndrome bizarre qui semblait affecter uniquement les jeunes gens.

5- Le **27 août 1928** : La Société des Nations publie un rapport sur l'encéphalite (inflammation du cerveau) stipulant « *l'encéphalite post vaccinale qui nous occupe est devenue un problème en soi… C'est un nouveau risque précédemment inconnu et insoupçonné lié à la vaccination* ».

6- **1942** : Le Secrétaire à la guerre, Henry. L. SIMPSON publie un rapport précisant « *La dernière expérience que nous avons eue du vaccin à l'armée contre la fièvre jaune nous a valu 28. 505 cas d'hépatite et 62 décès* ».

7- **1950 à 1972** : Se déroule l'expérimentation vaccinale de l'École de Wilowbrook. Au cours de cette période, des enfants handicapés mentaux ont été infectés par l'hépatite dans le but de pouvoir mettre au point un vaccin.

8- **1957** : Le New York Times indiquait que près de 50 % des cas de polio chez les enfants âgés de 5 à 14 ans se produisaient sur des sujets préalablement vaccinés contre cette maladie.

9- **1972** : Au cours d'une audition devant le Sous-Comité du Sénat, l'inventeur du vaccin, Jonas SALK, devait témoigner en confirmant que depuis 1951, la quasi-totalité des poussées de polio était la résultante du vaccin polio par voie orale.

10- **1976** : The Lancet notifiait que les vaccins ne protégeaient pas effacement contre la coqueluche, qu'un tiers des personnes atteintes de cette maladie avaient été préalablement vaccinées.

11- **1977** : The Lancet précisait qu'aucune protection contre la coqueluche n'avait été démontrée chez les nourrissons.

12- **1977** : La revue Science signalait que 26 % des enfants vaccinés contre la rubéole développaient de l'arthrite.

13- **1984 :** Le journal medical archives of disease in childhood, Vol. 59, n° 2, pp.162 - 65 mentionnait « *Depuis la diminution du nombre de vaccinations contre la coqueluche, les admissions à l'hôpital et les taux de décès faisant suite à cette maladie ont décliné d'une manière inattendue… quant aux vaccinés la gravité des attaques et des taux de complications des enfants admis à l'hôpital n'ont virtuellement pas été modifiés* ».

14- **1986** : Le Congrès américain vote le Vaccine injury Compensation Act - L'acte légal visant à dédommager les victimes des vaccinations.

15- **1988** : Le Vaccine injury compensation program est financé.

16- **1994** : The Lancet informait que l'asthme était cinq fois plus fréquent chez les enfants vaccinés par rapport aux enfants non vaccinés.

17- **1996** : Le Manuel des laboratoires Merck publie « *Des* maladies auto-immunes[157] *peuvent être provoquées par les encéphalites qui peuvent faire suite à la vaccination contre la rage. Des réactions auto-immunes croisées pourraient être provoquées par du tissu cérébral animal inclus dans le vaccin* ».

18- **1999** : The Lancet publie un article faisant état de 15.229 cas de diphtérie en Russie, alors que dans la majorité les enfants avaient été complètement vaccinés.

19- **2002** : Selon le NIH (Institut national de santé nippon) une étude japonaise « *Développement de la politique vaccinale au Japon* » explique que le nombre des enfants devenus autistes varie en proportion directe du nombre d'enfants vaccinés chaque année.

20- **2013** : L'avis frappant[158] du Dr Russel BLAYLOCK un neurologue bien connu aux USA pour ses prises de position courageuses contre les poisons alimentaires et vaccinaux. Il dit aussi en substance que cet état de fait est une volonté délibérée du cartel de la véritable gouvernance mondiale pour aboutir à la perte de QI des populations qui abêties de la sorte ne peuvent

---

[157] **Les maladies auto-immunes**
http://www.medecine-et-sante.com/maladiesexplications/autoimmunes.html
[158] http://fr.sott.net/article/16496-Vaccins-et-developpement-du-cerveau-Dr-Russell-Blaylock-MD-neurochirurgien

plus penser clairement à la situation gravissime dont les causes leur échappent complètement.

LA VACCINATION POUR LES PÉRIODES À VENIR

En 2010, la campagne vaccinale internationale de la grippe aviaire a fait réagir vivement nombre d'États-nation. Certaines autorités civiles ont jugé cette campagne disproportionnée et très coûteuse pour les finances publiques par rapport aux risques pandémiques réels. Par conséquent, les prochains plans de l'OMS en matière de vaccination de masse pourraient être remis en question, ou annulés, du moins sous la forme d'opération intensive. En 2008-2009, l'OMS disposait d'un budget total limité à 4,2 milliards $, réussira-t-elle en période de récession économique à collecter les fonds nécessaires pour assurer son programme ? Pourrait-elle négocier les prix et les quantités de doses de vaccins nécessaires à de prochaines campagnes plus humanisées, plus personnalisées, avec la participation de la médecine de ville ? En 2015-2017 pourrait se dérouler une vaccination intensive contre Ébola – chapitre 11.

L'Alliance mondiale pour les vaccins et l'immunisation (GAVI) est un partenariat mixte du secteur privé et public. Elle inclut la Fondation Bill GATES,[159] dont le budget total s'élève à 35,2 milliards $. Avec la participation de Warren BUFFET, un autre milliardaire, le budget annuel de la fondation GATES va doubler, pour atteindre environ 3 milliards $. Cinq fois plus que l'Unesco - l'institution des Nations Unies pour l'éducation, la science et la culture, et que l'UNICEF – L'Association Humanitaire pour la survie et la protection des enfants du monde. Autant que le budget 2006-2007 de l'OMS.

---

[159] http://www.gatesfoundation.org/

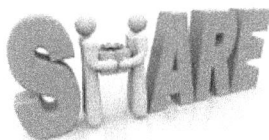

La fondation GATES a prévu de faire don de 500 millions $ sur cinq ans au Fonds mondial contre le sida et de consacrer 10 milliards $ aux opérations de vaccination dans le tiers monde, soit deux fois plus que l'OMS. Une part importante des fonds pour l'utilisation intensive d'OGM en Afrique. En occident cette croisade est mise en valeur par l'altruisme charitable habilement mis en scène par le marketing social du système GATES.[160]

Elle est soutenue par le sentimentalisme, la crédulité, l'ignorance du grand public et les dons nombreux. Il s'agit de tout faire pour censément éviter la mort de plusieurs millions enfants de pays pauvres malheureux et surtout privés de la protection du programme de vaccinations multiples conseillé par l'OMS. Ce plan multi vaccinal concerne un grand nombre de maladies – tuberculose – diphtérie – tétanos – coqueluche – poliomyélite – rougeole – l'hépatite B. S'ajoute le SIDA et le paludisme en Inde, deux pathologies objet d'un nouveau vaccin à l'étude. Reste à savoir si dans un deuxième temps cette initiative privée concernera aussi les pays riches ?

Ce plan a déjà été débattu sous la supervision de l'élite du cartel occulte dans le cadre de tractations onusiennes afin de poursuivre l'œuvre macabre coûte que coûte, cette fois plus subtilement que jamais. Pour le proche avenir, il faut s'attendre à ce que les programmes de vaccinations se poursuivent sous une forme ou sous une autre. De toute façon, qu'ils s'intensifient, ou

---

[160] **Le très... « généreux » Bill Gates?**
https://www.youtube.com/watch?v=CQ_GV7xPpu4

qu'ils diminuent de fréquence, comme l'ont dit très justement les magistrats de la Cour suprême des Philippines *« le mal est déjà fait »*. Sur tous les continents, des milliards d'individus de toutes nationalités ont déjà été multi vaccinés depuis leur enfance et la plupart le sont encore à l'âge adulte.

CHAPITRE 25

LES VIRUS ORIGINELS FONT PARTIE INTÉGRANTE DU BIOTOPE, CE SONT DES INSTRUMENTS DE MORT APRÈS MANIPULATION GÉNÉTIQUE

En microbiologie environnementale, l'un des secteurs de recherche les plus passionnants est celui de la biodiversité et du rôle des virus dans les lacs, les rivières, les mers et les océans. Chaque millilitre d'eau douce ou salée contient plus quatre à dix millions de virus, dont les types sont très divers. Leur structure est relativement simple, leur rôle est biologiquement efficace. Il s'agit d'une des formes de vie des plus élégantes et inoffensive dans la biosphère.

Chaque particule virale est composée d'un ensemble compact (module) porteur d'instructions, encodées par des acides nucléiques et préservées à l'intérieur d'un revêtement protéique. Une instruction numérique protégée par une gaine, à l'exemple d'un micro câble vivant diffusant des informations numériques en temps voulu, pas forcément en temps réel.

Les virus assurent le cycle de la vie dans le milieu environnant. Lorsque ces instructions sont introduites dans la cellule hôte, elles peuvent restées en latence, comme si elles faisaient partie intégrante du génome de la cellule hôte. Ou bien ces instructions peuvent de façon différée établir une reprogrammation de l'hôte et la dupliquer à partir de la réplication de nouvelles particules virales introduites dans le milieu environnant. C'est ainsi que dans les écosystèmes, les virus réalisent de nombreuses connexions pour assurer les échanges de matériel génétique parmi les microorganismes afin de gérer le contrôle des populations hôtes qu'ils investissent. Il en va de même dans les cycles biogéochimiques du carbone et d'autres éléments qui les composent. Ils influent en outre sur les divers nutriments aquatiques et ils assurent la fin des floraisons algales. Enfin, ils migrent entre les réservoirs marins et terrestres, permettant ainsi que le cycle de vie, dans le rapport terre-mer, puisse se perpétuer.[161]

Les gènes des virus ont des similitudes à ceux de nos cellules, néanmoins ils sont plus anciens. Partant de l'observation systémique que la multiplication virale nécessite invariablement l'utilisation de la cellule hôte (procaryote et eucaryote), l'on a pensé que fondamentalement les virus avaient pour origine des gènes cellulaires. Mais, au fil du temps, l'on arrive plutôt à la conclusion qu'il existe une spécificité protéique propre aux virus (enveloppe, ARN et ARN-polymérases, dont le séquençage est plus ancien que la cellule procaryote et eucaryote). Concernant les virus bactériophages (détruisant les bactéries) l'on pensait qu'ils étaient eux-mêmes issus de gènes bactériens non virulents. Cependant, cette hypothèse n'est pas suffisamment étayée pour être crédible. Cela malgré le fait que nombre de gènes viraux ont une similarité de séquence avec nombre de gènes cellulaires hôtes, spécialement les bactériophages.

L'utilité des virus bactériophages. Découverts en 1915 par un chercheur britannique, Frederick. W. TWORT, les virus bactériophages n'infectent pas les cellules (eucaryotes) de l'homme, seulement les bactéries. Ils sont présents en quantité importante dans les excréments, le sol et les eaux d'égout. Dans les pays de l'est, particulièrement en Géorgie et en Pologne, les bactériophages sont utilisés pour traiter les infections

---

[161] http://www.cnrs.fr/Cnrspresse/n373a1.htm

bactériennes. Dans de nombreux cas, ils sont aussi efficaces sinon plus que les antibiotiques, notamment dans les cas d'infections chroniques. En 2006, aux États-Unis, une préparation à base de bactériophages a même été autorisée comme conservateur alimentaire, pour lutter contre la listériose, une infection particulière des produits laitiers.

Bactéries – les multiples applications. Elles sont utilisées depuis l'antiquité, sur tous les continents, pour préparer plus de 3500 aliments (pain, fromage, yaourts, charcuteries, choucroute, bière, manioc, soja, poissons… Tandis que d'autres applications bactériennes se rapportent aussi à l'industrie[162] non alimentaire, à la médecine,[163] à l'environnement durable – de multiples applications.[164]

L'on utilise la fermentation de glucides pour produire de nouvelles matières plastiques biodégradables par l'action bactérienne. À l'aide de bactéries méthanogènes on utilise gratuitement du biogaz par fermentation de végétaux et de fumier animal, sans avoir à installer le moindre gazoduc, tout en recyclant utilement cette biomasse dans l'agriculture familiale.

L'on connaissait la bactérie mangeuse de pétrole. En 1989, elle fut utilisée avec succès à échelle réduite après la catastrophe de l'EXXON Valdez. Maintenant, voici « *Providential Geobacter* » la bactérie nettoyeuse de déchets nucléaires, pourvue d'une autre aptitude, produire de l'électricité ! Gemma REGUERA et son équipe, quatre chercheuses du département AgBioResearch de l'université d'État du Michigan (MSU), expliquent les capacités

---

[162] **Les bactéries des grands fonds à la conquête de l'industrie**
http://www.espace-sciences.org/archives/science/13484.html
[163] **Maladies inflammatoires de l'intestin : une bactérie intestinale aux propriétés bénéfiques**
http://presse.inra.fr/Ressources/Communiques-de-presse/Maladies-inflammatoires-de-l-intestin
[164]http://presse.inra.fr/content/search?SearchText=bact%C3%A9ries&parent=2&submitbutton.x=10&submitbutton.y=9

de ce microorganisme à figer l'uranium à partir de ses appendices cellulaires (pili) en forme de nanotubes. Son activité naturelle de galvanoplastie (principe de l'électrolyse – réalisation de réactions chimiques grâce à une activation électrique) permet d'immobiliser la matière radioactive, évitant ainsi qu'elle ne pénètre dans le sol. En découvrant que *Geobacter* est friande d'acétate, les chercheuses ont pu stimuler la croissance de la colonie. Puisque ce sont les nanotubes qui lui permettent de survivre dans un environnement de radiations toxiques, l'équipe a jugé utile d'en modifier les gènes pour en améliorer la production quantitative et ainsi augmenter son potentiel à immobiliser l'uranium.

LES VIRUS ET LA RECHERCHE MÉDICALE DE POINTE

L'on connaît la particularité des virus d'entrer dans les cellules ! Et si dans le cas de certaines maladies génétiques, on les utilisait de cette façon pour libérer un élément réparateur interne à la cellule. Aujourd'hui, c'est une section qui occupe un tiers de la recherche en thérapie génique, contre deux tiers pour le cancer. La recherche scientifique s'oriente désormais sur les capacités étonnantes des virus. Elle vise certaines maladies (la mucoviscidose, la myopathie de Duchenne...), pour lesquelles l'on fait d'immenses collectes d'argent par programmes télévisés interposés.

Dans ce cadre, entre autres applications, Alain FISCHER et Marina CAVAZANNA-CALVO ont réussi à insérer un gène médicament dans un virus rendu inoffensif afin de soigner les enfants-bulles souffrant d'un déficit immunitaire qui les rend entièrement vulnérables aux microorganismes extérieurs. Cette méthode innovante ne comporte aucun des éléments nocifs de la composition vaccinale puisque le virus est devenu simplement le convoyeur du gène-médicament jusqu'à l'intérieur des cellules de la moelle osseuse, lesquelles ont été préalablement prélevées sur les enfants. Puis ces cellules sont réintroduites dans leur organisme, afin de réarmer leur système immunitaire.

Les connaissances en biologie moléculaire sur les virus[165] ont beaucoup progressé, pourtant leur origine demeure un grand mystère. Des chercheurs de l'université de Calgary au Canada utilisent un virus qui cible spécifiquement les cellules cancéreuses de la prostate avant de les faire régresser. Ces opérateurs microscopiques font partie de la famille des réovirus, des agents infectieux très répandus, qui évoluent sans gravité dans le système respiratoire et digestif. Expérimentés in vitro dans les cellules malignes, ils provoquent leur inactivité. In vivo, injectés à six patients atteints de ce cancer, ces micros-chirurgiens l'ont enrayé, tout en épargnant les cellules saines. D'autres essais cliniques testeront l'efficacité de ce traitement – Sciences et Vie - mai 2010.

Ces virus bactériens sont aussi des outils essentiels de recherche fondamentale, car ils servent à introduire de l'ADN dans certaines bactéries. Un petit virus Baptisé Spoutnik, possédant un minuscule génome de seulement 21 gènes, comparativement aux virus géants, a pour rôle de parasiter ces mêmes virus géants. Il détourne leur moyen de reproduction (usine virale), pour assurer sa propre réplication. Les cellules du corps humain introduites par Spoutnik produisent ainsi moins de matériaux utiles aux virus géants, les rendant de moins en moins actifs, ce mini-virus joue donc un rôle très utile de parasite viral.

Au fait, le saviez-vous ? « *Les virus sont les partenaires essentiels des mécanismes de l'évolution* » propos du professeur Axel KAHN, Généticien. Alors, pourquoi depuis le dix-huitième siècle, les incriminer d'être la seule cause première du plus grand nombre de maladies ?

---

[165] **Les virus, comment s'en faire des alliés**
http://www.savoirs.essonne.fr/dossiers/la-vie/biologie-genetique/les-virus-comment-sen-faire-des-allies/

UNE NÉCESSAIRE REMISE EN CAUSE DES IDÉES REÇUES ET DU DOGME PASTEURIEN

Dès 1892, des hommes courageux s'y sont opposés, dont le directeur de l'institut d'hygiène et de microbiologie médicale de Munich, Max Von PETTENKOFFER. Devant un public préalablement averti de son expérience, il avala une culture de bactéries du choléra, sans tomber malade. Heureusement, qu'il demeure de nombreux concitoyens et chercheurs attachés à l'honnêteté intellectuelle, défendeurs de toutes les formes de vie. De toute évidence, tous les microorganismes issus du monde originel sont les acteurs de tous les biocycles. Ils accomplissent des tâches essentielles de géochimie, de biologie et plus généralement d'écologie.

Par contre, le dogme du Microbisme pasteurien a réussi à focaliser les esprits. Les affairistes et les incompétents imposent des thérapies préventives, curatives et cellulairement destructrices sur le seul lien apparent entre certaines maladies graves et une minorité de bactéries et de virus mutants, préalablement manipulés par un soi-disant génie génétique. Même si certains chercheurs commencent à sortir de cette vision étriquée et faussée, les siècles passent et le simplisme de la pensée demeure. Aujourd'hui, des questions pertinentes se posent à tous, comment se fait-il que depuis la nuit des temps, l'humanité ait pu vivre tranquillement avec des milliards de virus environnants. Comment se fait-il que l'organisme humain ou animal contienne plus de bactéries que de cellules, notamment dans l'intestin où elles jouent un rôle clé, notamment dans l'immunité. Nous les domestiquons utilement et avantageusement pour un grand nombre d'applications.

Les recombinaisons de virus sont la démonstration de manipulation en laboratoire

Les virus et cellules originels ont en commun un nombre suffisant d'éléments (macromolécules, liaisons covalentes) pour être intégrés à un même ensemble vivant que représente l'ensemble des cycles de la vie marine et terrestre – de la pousse d'herbe à l'arbre – de l'insecte à l'homme…

Il est alors surprenant de constater que le génome de nombreux virus, initialement constitué de groupes (module) de gènes de même structure et/ou de même fonction sont désormais composé d'assemblage différencié de diverses provenances – d'où l'évidente correspondance à faire avec l'apparition fréquente de nouveaux virus issus de recombinaisons à partir ou à l'aide de structure virale plus ancienne, ce qui complique la reconstitution de leur historique. Assurément, ceci est la signature machiavélique de manipulations de souches virales, non entièrement captives et/ou délibérément introduites dans l'environnement ; des expériences organisées par les laboratoires de génie génétique, génie maléfique, depuis de nombreuses décennies.

Les manipulations virales sont de redoutables instruments de mort

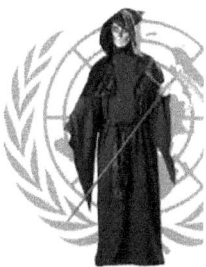

Les recombinaisons virales à visée pandémique sont un puissant moyen de mort silencieuse à disposition du cartel. Il était prévu qu'ils les utilisent tout d'abord en direction du Continent asiatique[1] dans le double but d'enrayer rapidement la croissance démographique et économique chinoise et d'amplifier les effets de la crise économique majeure mondiale annoncée en 1992 par David ROCKEFELLER. Après l'éradication en cours du continent africain prétextée par une vraie-fausse épidémie de SIDA et d'Ébola, il leur fallait poursuivre la tâche par l'éradication à l'échelle mondiale.

1 - L'Asie offre une surdensité de population très favorable à un foyer pandémique majeur, à partir duquel les maladies peuvent se répandre et/ou être répandues rapidement sur les autres continents de la planète. Toutefois, les yakusas sollicités pour y participer s'y sont opposés catégoriquement en menaçant même directement la vie des membres du cartel dont le listing est accessible sur le web.

L'ensemencement de souches pathogènes dans les nuages ou chemtrails est une technique bien rodée. Les membres de l'élite occulte majoritairement de nationalité américaine, n'ont aucun état d'âme, si l'objectif pandémique premier était une partie du territoire Nord-américain, aucun sentiment nationaliste, patriotique, ou personnel ne les dissuaderait d'agir autrement. Il y a quelques décennies, des expérimentations d'ensemencement par nuages ont été réalisées au-dessus du territoire nord-américain. Entre 1949 et 1969, l'armée dévoilât qu'elle avait fait 239 expériences à l'air libre, dont 80 avec des germes. Soit en moyenne quatre interventions annuelles sur des villes américaines pendant vingt ans. Sur San Francisco, de nombreux habitants ont ressenti des problèmes ORL et urinaires consécutifs à l'épandage de la bactérie Serratia marcescens. 1956, L'armée US libère des moustiques infectés par la fièvre jaune sur Savannah et Avon Park, puis elle teste les effets sur la population...[166]

---

[166] **Secret US Human Biological Experimentation**
http://www.apfn.org/apfn/experiment.htm

En 1951, l'expérimentation du contrôle de l'esprit a été organisée par la CIA et l'armée US. Du LSD pour la population de Pont-St-Esprit un petit village français du Gard, à peine libéré quelques années plus tôt du joug nazi par les boys envers lesquels la population faisait preuve de totale confiance et de ferveur. Ce qui renvoie au pouvoir mystificateur de la double puissance anglo-américaine. Pour être sûres du résultat, la CIA et l'armée corrompirent quelques villageois pour qu'ils ajoutent de cette drogue à la nourriture, au pain.... Par ailleurs, déterminée à étudier le LCD comme arme offensive, l'armée US a aussi drogué à leur insu plus de 5700 militaires américains entre 1953 et 1965 – source The Telegraph, UK, du 11 mars 2010 & l'hebdomadaire nîmois la Gazette du 18 février 2010.

CHAPITRE 26

CANCER ET MÉDICAMENTS CHIMIQUES SONT LE MOUROIR DES PAYS DÉVELOPPÉS

Cancer - En suivant aveuglément les protocoles stéréotypés de soins contre le cancer tels que dictés par le système médical et pharmacologique, la grande majorité des gens se défont de leur responsabilité de choisir toute autre protocole bénéfique. L'on a tout mis en œuvre pour qu'il en soit ainsi. Sans savoir où trouver l'information impartiale sur les thérapies alternatives, sans bénéficier de la moindre pédagogie médicale sur les capacités d'auto réparation de l'organisme, le grand public et le corps médical ont perdu foi en les forces d'auto guérison. Le cancer ne se développe que sur des terrains dont le niveau vibratoire est très bas, caractérisé par une grande fatigue.

Or, au fil des traitements communs – chirurgie – chimiothérapie – radiothérapie – hormonothérapie (œstrogènes ou testostérone) – l'appétit – la digestion – le sommeil sont réduits – souvent l'état dépressif s'installe. La somme de conséquences de ce cycle néfaste produit la dégénérescence. L'abattement prend alors le pas sur les forces d'auto guérison, dont le pouvoir est insoupçonné. Le Business du cancer prévaut, en moyenne 120.000 € par malade. Finalement, si l'on parvient à éliminer les cellules cancéreuses, à court ou moyen terme cela équivaut à amputer la capacité du système immunitaire et assurément à détruire le foie, principal organe de filtration métabolique. Au final, dans la plupart des cas ce sera la mort.

LES TRAITEMENTS ALTERNATIFS CONTRE LE CANCER ONT ÉTÉ DÉNIÉS, PAS DE RETOUR EN ARRIÈRE POSSIBLE

Depuis plus d'un demi-siècle, tout est fait pour conditionner les gens à n'emprunter exclusivement que le passage conduisant à un mouroir. On y applique sans le moindre discernement les traitements axés uniquement sur des thérapies destructrices, chimiothérapie, radiothérapie, hormonothérapie… puisqu'officiellement il n'existe aucune autre alternative. Toutes les nouvelles thérapies constructrices apparues dans les années 1960 – 1970, notamment en Allemagne sous la houlette du chancelier Konrad ADENAUER, ont toutes été déniées. Il n'est pas vraisemblable de revenir en arrière, un mouvement perpétuel s'est enclenché, rien ne semble pouvoir l'arrêter. Depuis les années 1970, **un tiers des études sur le cancer, incluant des protocoles alternatifs, ne sont pas publiées** (source Journal The Lancet).

L'actuelle ligne thérapeutique ne consiste qu'à détruire impérativement les cellules malignes, dégénérées, sans chercher à savoir ni enseigner dans les universités si le processus de malignité cellulaire est réversible ou pas. De ce fait, aucun médecin, ni aucun patient ne peut prendre conscience de la disponibilité d'autres options de soins éprouvés depuis 130 ans. Tous sont conditionnés pour être dans l'admiration de personnes savantes, de grands professeurs qui cautionnent unilatéralement le système et perpétuent un enseignement tronqué au sein des universités de médecine du monde occidental. Tout le corps médical se trouve faussé d'emblée dans son approche analytique et thérapeutique de cette maladie et de bien d'autres, c'est ainsi que ce mouvement perpétuel s'auto entretient.

À titre privé, faites la tentative de demander aux autorités médicales la documentation donnant les raisons d'un accord d'agrément d'une préparation de chimiothérapie. Après l'avoir parcouru, essayez d'obtenir copie des originaux relatifs aux différentes études énumérées pour savoir qui les a financées et quelles personnes ont reçu officiellement un défraiement correspondant à leur travail. Avec ces éléments en main, observez les résultats et tirez-en logiquement la conclusion.

Comment est-il possible que les demandeurs de protocoles de chimiothérapie à très forte toxicité aient pu obtenir ce type d'agrément, tandis que d'autres pays restent récalcitrants ? Comme pour la vaccination, le cancer est intégré à un puissant système de marketing devenu incontournable. Tous les décideurs ayant veillé et pris soin de faire en sorte que le patient n'ait rien à payer de sa poche – que les firmes pharmaceutiques n'aient plus à financer entièrement la recherche – qu'elles soient assurées de toucher les gains liés à leurs ventes – que le patient fasse exactement ce que le médecin lui dicte de faire – que tous les auteurs de thérapies alternatives, décriant la chimiothérapie et les autres actes destructifs, soient définitivement neutralisés.

DISCRÉDITER LES CHERCHEURS NON APPARIÉS AU SYSTÈME

Depuis plus d'un siècle, tous les chercheurs nord-américains non appariés au système marketing, non soumis à l'esprit convenu du milieu médical, ont été écartés. Parmi eux, le Dr Max GERSON (protocole – vidéo)[167] – Royal RIFE – le Dr William COLEY – Harry HOXSEY – Le Dr Emmanuel REVICI. Les cancérologues européens de génie, Paul GERHARD-SEEGER – Otto WARBURG – Johanna BUDWIG – Joachim KUHL – Joseph ISSELS. En Autriche, Rudolf BREUSS (cure).[168] En France, le Dr Antoine GERNEZ découvreur de la cellule souche

---

[167] **Cancer: La Thérapie De Gerson**
http://www.dailymotion.com/video/xe4zse_cancer-la-therapie-de-gerson_news
[168] **Comment pratiquer la Cure Breuss?**
http://cancer-soinsalternatifs.over-blog.net/article-article-sans-titre-51271849.html

- L'ingénieur Antoine PRIORE.[169] Ils ont trouvé des solutions de thérapies régénérantes pour vaincre le cancer mais leurs recherches et applications ont été systématiquement opposées par la nomenklatura scientifique.

Dans la même lignée évolutive et progressiste, Alexandre RADJANI a mis récemment en évidence le rôle étendu des globules rouges allant bien au-delà du simple relais de l'oxygène. Il a prouvé que les véritables gènes sont les membranes extérieures et intérieures des ensembles cellulaires. En fait, les cellules, notamment les microzymas ou nano bactéries sises dans le liquide interstitiel, la cellule, ordonnent et régissent tous les processus de vie. Bien plus que les gènes eux-mêmes, dont le fonctionnement ne consiste qu'à dupliquer la partition apprise par d'autres gènes. Les travaux de RADJANI constituent une avancée scientifique majeure, mettant en évidence tout à la fois le rôle, la prépondérance et la vulnérabilité de la signalisation cellulaire désormais soumise à un contexte environnemental et sociétal dénaturé, pollué à l'extrême.

Dans la même période, BULJAKIN et GRUGANOV, deux érudits russes, ont mis au point un procédé d'imagerie médicale du cerveau permettant, au travers de diverses formes d'énergie dégagées par cet organe, de mettre en évidence des relevés énergétiques anciens, non visibles sur les images CT classiques (Computed Tomography – scanner avec numérisation des images de structures anatomiques en 2 ou 3 D), avec suffisamment de précision pour mesurer le degré de conflit portant atteinte au patient. Un extraordinaire instrument de diagnostic, sous forme de logiciel, permettant d'expliquer au patient, quel que soit le type de maladie, le pourquoi d'une affection ? S'il doit ou s'il peut prendre un traitement ? Et combien de temps devrait durer le processus de guérison ? Un

---

[169] **Cancer: La Machine d'Antoine Priore - Cancer-Gate**
http://www.dailymotion.com/video/xew5ol_cancer-la-machine-d-antoine-priore_news

procédé permettant de réduire à 10 % le grand nombre de médicaments répertoriés. Si le grand public pouvait bénéficier de ce procédé de soins, 700 médicaments seraient suffisants, dont 600 ne serviraient qu'aux seules maladies aiguës. **Conclusion** - tous ces chercheurs, inventeurs de talent, en offrant des soins alternatifs et non destructifs, pouvaient complètement inverser la donne, voilà pourquoi ils ont été discrédités et opposés les uns après les autres.

LA DOUBLE PROPAGANDE DE LA PEUR ET DE L'ESPOIR DE GUÉRISON

Cependant, à l'instar du dogme du Microbisme, entretenir seulement la peur de la maladie, maintenir le grand public continuellement dans l'anxiété n'y suffisait pas. C'était aussi un frein à l'enrichissement. L'on a donc réussi astucieusement de façon réelle ou imaginaire à donner de l'espoir au grand public. Finalement, cela a suffi aux gens, tenus dans l'ignorance car généralement ils ne vont pas chercher plus loin. .

Le cartel a incité le président américain Richard NIXON à rompre le 15 août 1971 les accords historiques de Bretton woods en désalignant le dollar sur l'or. Par contre le 23 décembre 1971, lors d'un discours, il s'évertuait à promouvoir une espérance de guérison en déclarant la guerre contre le cancer. *D'ici quelques années, cette plaie sera vaincue et le moyen d'y parvenir c'est la manipulation génétique*, disait-il avec ferveur.

Une belle consonance marketing puisque personne n'a la moindre idée approfondie de ce que sont les gènes ni à quoi ils servent dans le corps. Y compris tous les professeurs de médecine parlant de gènes et de chromosomes sans vraiment savoir de quoi il retourne. Dès lors, la campagne publicitaire de désinformation sur le caractère incurable du cancer consista à dire en boucle, l'unique moyen de résoudre ce problème majeur de santé publique c'est l'étude, le rôle clé, des gènes.

Un marketing auto-entretenu. Pour pérenniser le système avec le concours des réseaux d'influence de la gouvernance occulte, ils ont réussi à ce que les ressources fiscales des États les plus développés intègrent le financement de la recherche contre le cancer. Ceci au même titre que les dépenses militaires afin de rendre ce mouvement perpétuel. Ensuite, il suffisait d'affiner la campagne de propagande en utilisant les auteurs, livres à paraître, personnalités médicales, les plus aptes à promouvoir le système cancer et son business à la radio, TV, cinéma et presse à sensation.

LA PANOPLIE DES MÉDICAMENTS DE SYNTHÈSE

EFFET PLACEBO – PREUVE DE L'INUTILITÉ D'UNE MAJORITÉ DE MÉDICAMENTS

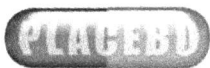

La Harvard Medical Scholl et le Beth Israël Deaconess Medical Center ont étudié l'effet placebo sur des patients clairement informés que le médicament administré ne contenait aucune substance active. Lorsqu'une substance inerte est prescrite par une personne de confiance elle a un effet thérapeutique certain. À l'inverse lorsqu'un médecin se montre insensible, désagréable envers son patient, l'on observe un effet négatif certain (nocebo). Des scientifiques de l'université de Turin ont administré une solution légèrement salée à des patients atteints de la maladie de Parkinson, en leur disant qu'elle réduirait leurs tremblements et améliorerait leur mobilité. Leur pouvoir psychique a été stimulé, au point de constater des modifications biologiques au niveau de leur cerveau.

Le professeur KAPTCHUK a tiré les mêmes conclusions après avoir dit à 40 patients du groupe placebo n° 1 souffrant du syndrome du côlon irritable que les pilules placées dans un flacon étiqueté PLACEBO ne contenaient que du sucre, disant de surcroît qu'ils n'étaient même pas tenus de croire en cette démarche. Le groupe n° 2 de quarante autres patients n'a reçu aucune sorte de traitement. Trois semaines plus tard, 59 % des patients du groupe placebo n° 1 ont bénéficié d'un soulagement, soit un taux équivalent aux traitements les plus puissants pour cette affection, contre 35 % pour le groupe n° 2. Les auteurs de ces études ont conclu qu'un acte médical bienveillant peut suffire à soigner certaines pathologies - Magazine NEXUS n° 73 – mars 2011.

Un exemple à méditer, un médecin allemand sur deux prescrit des placebos. En 2011, un rapport de l'Association médicale allemande (GMA) précise que ce type de prescription est en plein essor en Suisse et en Allemagne. 53 % des médecins sortis de l'université de Hanovre se déclarent favorables à la prescription de comprimés de vitamines et d'homéopathie en guise de placebos. La moitié des spécialistes interrogés en Suisse lors d'une enquête nationale sont du même avis - New Scientist - 13/03/11.

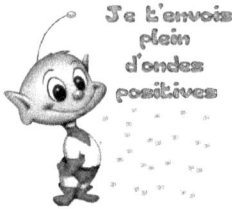

Je t'envois plein d'ondes positives

Une équipe de chercheurs du CNRS a démontré que les ondes cérébrales de deux cerveaux pouvaient se synchroniser sans aucune interaction verbale entre deux personnes. Les neuroscientifiques ont utilisé une nouvelle technique d'enregistrement simultané d'électro-encéphalogrammes (dual-EEG) auprès de paires de participants interagissant seulement par des gestes de leurs mains. L'être humain est donc doté de mécanismes lui permettant de se mettre en résonnance avec son semblable au cours de communication, sans la moindre parole. Si cette facette relationnelle était développée par le plus grand nombre elle permettrait d'améliorer la santé, le bien être de tout un chacun.

Démonstration est faite, en complément à la médication d'origine naturelle, il est possible de compter sur les formidables ressources d'auto guérison dont dispose l'être humain. Un potentiel à la portée de chaque individu. Toutefois ces forces psychiques sont abandonnées au profit quasi exclusif de la médication chimique et irradiative. Un système qui a fait la fortune de cette industrie et creusé bien des tombes.

Effets secondaires causés par les 5000 médicaments commercialisés, la liste est très longue…

Parmi eux, des produits aussi communs que l'**ASPIRINE** (acide acétylsalicylique – Effets secondaires)[170] le **PARACÉTAMOL**, l'**IBUPROFÈNE***, ces molécules anti douleurs légères ne sont pas sans danger. *sous sa forme générique il a été retiré à la vente par plusieurs pays européens.

Elles ont des effets comparables aux perturbateurs endocriniens que sont les composés chimiques de matières plastiques, PVC, phtalates, bisphénol… Conclusions de l'équipe danoise du Dr Henrik LEFFERS portant sur plus de 800 femmes. Même conclusion de chercheurs français dirigés par le Dr Bernard JEGOU de l'INSERM. Ces derniers ont pu constater chez le rat une production insuffisante de testostérone pendant la période cruciale de la gestation, quand les organes sexuels mâles se forment.

ADARTEL des laboratoires GSK, indications : syndrome des jambes sans repos et du sommeil perturbé. Une molécule utilisée à fortes doses dans la maladie de Parkinson qui expose à des effets secondaires pénibles : nausées - comportements impulsifs - libido exacerbée - hallucinations ou paranoïa – syncope - alors qu'il s'agissait initialement de résoudre un problème bénin de sommeil perturbé. De plus, il existe un risque de voir augmenter les symptômes, après une première phase d'amélioration.

AVANDIA (rosiglitazone) de GSK, indications : Diabète de type 2 non insulinodépendant. Conséquences de 100 morts par mois pendant 10 ans (12 000) ont été occultées par les médias.

---

[170]http://translate.google.fr/translate?hl=fr&langpair=en|fr&u=http://health.howstuffworks.com/medicine/medication/aspirin4.htm

Pourtant l'étude du New England of Médicine du 21 mai 2007 et celle du JAMA du 12 septembre, effectuées auprès de 14 291 patients, indiquaient un risque d'infarctus du myocarde et de mortalité d'origine cardio-vasculaire à 43 %. S'ajoutent les infections respiratoires, maux de tête, troubles hépatiques, anémie, prise de poids, problèmes de vision, de fractures osseuses chez les femmes. Annuellement aux États-Unis, l'on peut estimer à plus de 4000 les attaques cardio-vasculaires et à 9000 les défaillances cardiaques directement liées à ce produit. Il a fallu attendre octobre 2010 pour que l'Emea - l'agence européenne des médicaments - recommande à la médecine de ville de ne plus prescrire l'AVANDIA et de réfléchir à des traitements alternatifs. Tandis que ce poison est toujours autorisé aux USA, malgré la condamnation de GSK à 3,5 milliards $ de frais de justice correspondants aux 1300 procès en cours.

Mais aussitôt l'AVANDIA a été remplacé par l'**ACTOS**, le même poison également à base de glitazone. Il est commercialisé en outre à un prix élevé en dépit d'une efficacité jugée faible par la haute autorité de santé française et malgré des risques cardio-vasculaires importants. Il est grandement suspecté d'augmenter le cancer de la vessie. Malgré l'avis contraire de GSK s'érigeant en juge et partie, tous les médicaments à base de glitazone devraient être immédiatement retirés du marché, sans besoin d'attendre qu'ils causent de nombreux autres accidents, souvent mortels.

Di ANTALVIC (association de paracétamol et de dextropropoxyphène, s'apparente à la morphine). Indications : antidouleur. En cas de surdosage : trouble psychiatrique et cardio-vasculaire, jusqu'à l'arrêt cardiaque. Produit retiré du marché en Suisse en 2003, en Suède en 2005, au Royaume-Uni en 2007, seulement en octobre 2011 pour la France.

Actuellement le **CERVARIX** et le **GARDASIL** deux vaccins anti-HPV du col utérin sont mis sous surveillance (voir le chapitre 22). Leur droit à commercialisation ne dépend que des critères d'autorisation pour le moins laxistes de mis sur le marché telles qu'établies par les agences du médicament (FDA – Afssaps …) dont la plupart il est bien connu sont financées majoritairement par l'industrie pharmaceutique.

Le **DISTILBENE** (Diéthylstiboestrol), des œstrogènes, ou hormones de synthèse prescrites aux femmes pendant la grossesse pour prévenir les fausses couches, les risques de prématurité et traiter les hémorragies. En 1971, il fut interdit aux États-Unis, néanmoins autorisé jusqu'en 1977 en France, où les experts ont évalué à 160.000 le nombre d'enfants exposés pendant la grossesse. En 1992, l'on apprend qu'environ 80.000 jeunes françaises sont menacées de stérilité et de troubles gynécologiques parce que vingt ans plus tôt leurs mères avaient pris ce médicament sur les conseils de leur médecin, avec la garantie d'innocuité des fabricants – sur une période de quarante ans, le nombre de victimes de ce poison est estimé à 360.000.

HEXAQUINE (Benzoate de quinine). Indications : crampes musculaires. Effets indésirables : troubles du rythme cardiaque - baisse du nombre de plaquettes - réactions allergiques sévères (15 %).

INTRINSIA (patch avec testotérone). Indications : baisse du désir chez les femmes après ablation des ovaires et de l'utérus. Effets indésirables : virilisation (pilosité aggravée, voix rauque) – acné -troubles hépatiques et cardio-vasculaires - prise de poids.

KETEK (telithromycine). Indications : infections respiratoires – Effets indésirables – risque d'aggravation d'une myasthénie (faiblesse musculaire) - pertes de connaissance - troubles visuels - troubles du rythme cardiaque - atteintes hépatiques.

LIPITOR (atorvastatine) est un célèbre traitement anti cholestérol - **TAHOR** en France - **SORTIS** en Suisse. Le médicament du laboratoire Pfizer qui aura généré 131 milliards $ sur 12 ans, le plus grand chiffre d'affaires de l'histoire de la pharmacie estimé à 800 milliards $. Comme tous les anti-cholestérols **à base de statines destructrices**.

Les statines provoquent la dégénérescence musculaire, dont les tissus cardiaques et neuromusculaires – perte de la coordination musculaire - difficulté à articuler les mots - perte d'équilibre et des fonctions motrices fines - du mal à avaler, à parler, à écrire... Fatigue permanente - douleurs au cou - neuropathie motrice - céphalées violentes – nausées – vertiges – désorientation - perte de mémoire - yeux très secs - douleur et raideur au cou et aux mollets, douleurs abdominales, douleurs musculaires – faiblesse – spasmes - fourmillements dans la jambe - impossibilité de garder les bras ou la tête en position verticale pendant 2 minutes sans ressentir une douleur et une faiblesse extrêmes. Idem pour **FRACTAL – LESCOL – ELISOR – VASTEN – LODALES – ZOCOR**. Voir l'avis - vidéo - de Michel de LORGERIL cardiologue, chercheur au CNRS.[171]

LYRICA (prégabaline) est un médicament antiépileptique de Pfizer, autorisé en France depuis 2004. Indications : douleurs neuropathiques, notamment pour la neuropathie diabétique périphérique et celle liée à des névralgies, en association à des crises d'épilepsie, du trouble anxieux généralisé chez l'adulte (TAG). Effets secondaires : Humeur euphorique – confusion – irritabilité – désorientation –vertige – insomnie – étourdissement – somnolence – Ataxie – tremblements - troubles de la coordination – dysarthrie de la mémoire, de l'attention, de l'équilibre, de l'érection - paresthésies –sédation - léthargie... Risque de dépression - d'idées suicidaires - de tentative de suicide - affection du système immunitaire – hypersensibilité - œdème de Quincke – vomissements- bouche sèche – constipation - prise de poids...

---

[171] **Le cholestérol est innocent ! La problématique du cholestérol- Dr Michel de Lorgeril**
https://www.youtube.com/watch?v=slpI_SpJjjs

NEXEN (nimésulide). Indications : arthrose - règles douloureuses. Effets secondaires : trouble du foie parfois mortel, hépatites fulminantes

En janvier 2010, en France l'Afssaps supprime enfin le **SIBUTRAL** (sibutramine) prescrit contre l'obésité, il génère de nombreux effets : insomnie - problèmes gastriques – tachycardie - hypertension artérielle - maux de tête. Des complications connues parfois dès la mise sur le marché ou prévisible du fait de sa similitude chimique avec d'autres médicaments dangereux. L'Italie avait retiré le SIBUTRAL huit ans auparavant.

En 2011, le **PROTELOS** (ranelate de strontium et aspartame) un anti-ostéoporose présente un risque pour les patientes de moins de 80 ans ayant une intolérance aux bisphosphonates. Néanmoins ce médicament est maintenu à la vente. Les principaux effets secondaires sont des affections du système nerveux (troubles de la conscience, pertes de mémoire, crise convulsive). Affections gastro-intestinales (nausées, diarrhées)... La Commission d'autorisation de mise sur le marché a simplement adressé une mise en garde auprès des professionnels de santé pour en restreindre l'emploi envers les patientes de moins de 80 ans ayant un risque élevé de fracture osseuse.

MENSONGES SUR LES PILULES ET PATCHS CONTRACEPTIFS[172]

En mars 2011, le **REQUIP** (Ropinirole) des laboratoires GSK, traitement anti-Parkinson, a fait l'objet d'un jugement par le tribunal de Nantes, condamnant ce fabricant à 117.000 € pour les effets secondaires d'addiction au jeu, d'hypersexualité, de réactions compulsives. La condamnation portait sur l'absence

---

[172] **Danger Pilule Contraceptive**
http://www.huffingtonpost.fr/news/danger-pilule-contraceptive/

d'indications sur la notice d'utilisation, une lacune modifiée par la suite. Selon le neurologue Pierre POLLAK, interrogé par l'AFP, les dernières études montrent que 15 % des patients parkinsoniens prenant des médicaments dopaminergiques développent des troubles du comportement.

En 2001, le **STALTOR** et le **CHOLSTAT** (cerivastatine famille des statines) du laboratoire Bayer deux anti cholestérols de la famille des Cérivastatines sont brusquement retirés du marché consécutivement à 52 décès et 1100 sujets touchés par de graves atteintes musculaires. La FDA, l'Afssaps et l'agence européenne des médicaments (Emea) bien qu'informées de ces complications ont laissé faire.

Le **MEDIATOR** s'ajoute à cette longue liste macabre. Tandis que les produits anti cholestérol composés de statines, censés maintenir le LDL à moins d'un gramme sont encore prescrits sur la base de normes américaines dictées par les laboratoires - étude de Framingham. L'on cherche par force à faire baisser le LDL, alors qu'il faudrait avant tout considérer l'oxydation[173] du LDL et réparer l'artère déficiente. Après la fin d'un traitement, il faut de nombreux mois pour que l'organisme puisse se débarrasser de ce poison qui porte atteinte aux muscles, notamment les fibres du cœur, par la destruction des cellules musculaires (rhabdomyolyse, myopathie) - au foie par la destruction de la coenzyme Q10 - aux yeux (cataracte) - cerveau (sénilité) - au rein (insuffisance). Avis du professeur EVEN sur ces poisons et sur cette industrie.[174]

Celui de la **THALIDOMIDE** (thalidomide) est tout aussi notoire, c'était un sédatif prescrit dans les années 1950 – 60 aux femmes enceintes souffrant de nausées. Proclamé médicament

---

[173] **Le cholestérol**
http://www.stress-oxydatif.com/stress_oxydant/nutrition/cholesterol.shtml
[174] **Médicaments dangereux : « Laxisme, démagogie et incompétence »**
http://www.dailymotion.com/video/xthos4_medicaments-dangereux-laxisme-demagogie-et-incompetence_news#from=embediframe

miracle, il a entraîné des atteintes cérébrales chez les femmes enceintes, des milliers d'avortements et de naissances d'enfants malformés, dont la plupart ont survécu, développant d'autres malformations au cours de leur vie (augmentation du risque de syndrome de Möebius, une paralysie faciale – et de certaines formes d'autisme), d'où son interdiction. Au début des années 1960, en dépit de son retrait du marché, la THALIDOMIDE a continué à être produite et vendue en Amérique du Sud, avec les mêmes effets. Cette dernière tragédie était censée donner lieu à une législation plus stricte pour améliorer la sécurité d'emploi des médicaments. Mais la réalité est toute autre, car les industries pharmaceutiques ont plus de trésorerie que les États-nation censés leur imposer une réglementation la mieux adaptée, mais sans pouvoir vraiment la faire appliquer, beaucoup de cash peut aisément influencer, corrompre.

Au cours des trente dernières années aucune leçon n'a été tirée. Les recherches sur la THALIDOMIDE ont pu reprendre et s'appliquer au traitement des complications dermatologiques du SIDA, et comme anti tumoral, un segment marketing de plus ! À la fin des années 1990, la THALIDOMIDE fut ainsi de retour dans la plupart des pays occidentaux. Ce poison portait le nom de CONTERGAN en Allemagne, il a causé la mutilation de 5000 enfants. Le 28 mai 2008, ce fut l'objet d'un procès devant la première grande chambre criminelle d'Aix-la-Chapelle, l'auditoire de la partie civile comprenait quatre cents personnes.

VASTAREL (Trimetazidine). Indications : vertiges – acouphènes - angines de poitrine - troubles du champ visuel. Effets secondaires : tremblements - troubles de la marche et des jambes sans repos - syndromes parkinsoniens.

VIOXX du laboratoire MERCK, comme le **CELEBREX** de Pfizer (coxibs – rofécoxib) de la classe des anti-inflammatoire non stéroïdien (sans dérivé de cortisone). Indications : état douloureux aigu. Effets secondaires : Risque cardio-vasculaire, d'infarctus du myocarde et d'accident vasculaire cérébral. Selon la FDA, un poison responsable de 88 000 à 139 000 attaques cardiaques, dont 30 à 40 % ont été probablement fatales pendant les cinq ans de sa commercialisation. Autant de drames qui auraient pu être évités, sachant que ces risques avaient été détectés 4 années avant son retrait du marché en 2004. Voir au chapitre 16 - le travestissement des traitements contre la grippe dite aviaire – la condamnation juridique de la firme MERCK, par milliards de $ pour les effets secondaires du VIOXX – Et au chapitre 18 – Son implication dans l'ignoble expérimentation faite sur des sans-abri polonais.

ZYBAN (amfébutamone). Indications : sevrage tabagique. Effets secondaires : hypertension artérielle élevée.

ZYPREXA (olanzapine). Indications : schizophrénie et troubles bipolaires. Effets secondaires : obésité sévère – hyperglycémie - diabète. Un produit prescrit à plus de 20 millions de malades. Le plus rentable du laboratoire Lilly. Remboursé en France à 65 %, alors que la boîte de 28 comprimés se vend 61 €.

NUJOL – Le Produit caractérisant le *fondement de l'industrie pharmaceutique*[175] *par le cartel occulte. Dans la foulée, l'idée démoniaque du Codex Alimentarius qui asservi toute l'humanité depuis l'après deuxième Guerre Mondiale* - vidéo[176] - ou ici[177]

---

[175] **Du Nujol au Tamiflu : la guerre menée par l'industrie pharmaceutique contre nos santés**
http://www.mondialisation.ca/du-nujol-au-tamiflu-la-guerre-men-e-par-l-industrie-pharmaceutique-contre-nos-sant-s/19760
[176] **Codex alimentarius**
http://www.dailymotion.com/video/x83daf_codex-alimentarius_news?start=23#.UUjggxybrgw
[177] **Codex Alimentarius : Un cynique projet dévoilé par le Dr Rima E.LAIBAW**
http://www.prisedeconscience.org/sante-et-medecine/codex-alimentarius-le-cynique-projet-devoile-par-le-dr-rima-elaibaw-420

Marché mondial du médicament : **moins de 250 remèdes en 1914, à minima 5000 aujourd'hui, s'ajoutent 5000 articles de parapharmacie. Un pays fait exception à cette gabegie, l'Australie avec un nombre de médicaments sensiblement égal à ceux disponibles au début du vingtième siècle.**

Cette courte liste issue des produits de la pharmacopée chimique et du marketing pernicieux des laboratoires pharmaceutiques avides de profits financiers suffit à démontrer leur grande dangerosité. Les risques aux effets destructeurs d'un grand nombre de médicaments synthétiques tels qu'ils sont encourus à moyen et long terme sur les populations humaines et animales sont considérables.

Bilan des effets et morbidité - En France : selon le rapport du député Roland MUZEAU l'on estime chaque année à minima 150.000 individus hospitalisés en France à cause d'accidents médicamenteux et 13.000 décès avérés à 30.000 supposés. Des résultats qui ne prennent pas en compte tous les aspects iatrogéniques en particulier les effets graves survenant au cours d'une hospitalisation et tous les décès d'individus non hospitalisés. **En Europe :** l'Agence européenne des médicaments est tenue à la transparence, mais ce n'est pas le cas, ni les particuliers, ni les professionnels de santé n'ont accès au moindre document, rien n'est rendu public. Pas surprenant car toutes les agences du médicament sont financées à 70 % par les firmes pharmaceutiques. **Aux États-Unis :** chaque année à minima 100.000 morts ; une étude américaine de 1990 estimait que 10 à 20 % des hospitalisations sont dues à des effets médicamenteux. Ceci suffit à démontrer l'incurie et l'irréformabilité de l'actuel système médical, commercial et politique…

L'INVENTION DE FAUX SYMPTÔMES ET DE NOUVELLES MALADIES, LA MACHINATION DU MARKETING

Depuis les années 1980, parallèlement à la montée en puissance de l'économie hyper spéculative, pour maintenir ses ventes, recycler ses médicaments dont les de droits de brevet sont échus, pour augmenter ses profits, les firmes inventent des pathologies sur mesure visant le public le plus large possible. Pour satisfaire à de faux besoins, elles créent des médicaments sans aucune efficacité, majoritairement néfastes, destinés à des individus qui ne sont pas malades !

Ce montage est complété par une campagne de publicité déguisée en information médicale en direction du grand public. Le milieu médical mal formé, placé sous l'influence de réseaux d'influence et de corruption coopère aisément, sans y réfléchir plus avant. Ce qui assure les ventes de nouvelles spécialités médicamenteuses ou le recyclage de vieux produits en fin de vie. Le moyen de consolider le marché mondial des médicaments dont le chiffre d'affaires est supérieur à 300 milliards € dégageant des marges de profit inégalées par comparaison à une majorité d'autres industries.

Soirée vidéo inédite - Marketing du médicament et commerce de la maladie à vendre - vidéo *de longue durée* (LD)[178] - Inquiéter pour vendre des maladies vidéo[179] (LD) - vidéo, les vendeurs de maladies (LD)[180]

---

[178] **Marketing du médicament et commerce de la maladie**
http://www.fdesouche.com/602381-marketing-du-medicament-et-commerce-de-la-maladie
[179] **Inquiéter pour vendre des maladies**
https://www.youtube.com/watch?v=OVUoyGmrs3A
[180] LES VENDEURS DE MALADIES
https://www.youtube.com/watch?v=fgbz8LM0Zbo

À L'ASSAUT DES BIENS PORTANTS

Un changement d'humeur chez les femmes menstruées, suffit à inventer des « *troubles dysphoriques menstruels* », un terme nouveau qui selon le professeur Philippe EVEN, président de l'Institut Necker n'a aucun sens médical. Mais il est suffisamment ambigu pour troubler l'esprit et inciter les femmes à consulter. On leur vendra alors exactement la même molécule que le Prozac (fluoxetine). Un produit en fin de vie, mais cette fois facturé 4 fois plus cher vu qu'il ne sera consommé que 5 jours dans le mois. Plutôt que de s'efforcer à trouver de nouvelles formules plus efficaces, moins nocives, les firmes ont eu l'idée de faire croire à de nouveaux symptômes pour y adapter leur ligne de produits. Ce qui prime pour elles ce ne sont pas les malades, mais uniquement les segments de marché les plus rentables. Pour atteindre cet objectif primordial, elles parviennent à faire évoluer les critères de diagnostic.

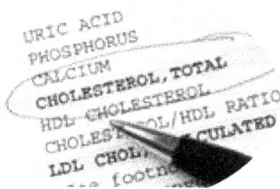

Le Dr David HEAL spécialiste en psychopharmacologie, précise que les critères d'hypertension artérielle, ou de cholestérol sont exagérés. En dramatisant les risques supposés de ces affections sur les populations, les firmes cherchent à doper les ventes des médicaments correspondants (à base de statines) un marché de 30 milliards $ l'an, auquel s'ajoutent 100 milliards $ pour le dépistage, la mesure, du cholestérol. Le grand nombre d'individus concernés ne se croient plus obligés d'adopter une meilleure hygiène de vie (diététique, activité physique) puisque le médicament est censé apporter la solution à ce problème. Finalement en abandonnant ces critères de changement de mode de vie et en consommant des statines (voir effets secondaires ci-dessus) le risque de mortalité va augmenter. D'autant plus que les médicaments anti cholestérol induisent des maladies graves, voir le détail ici.[181]

Selon le Dr John ABRAMSON, expert auprès des tribunaux, 9 des 14 experts qui ont fixé ces nouveaux critères anti cholestérol lors de la dernière révision en 2001 avaient des liens financiers avec cette industrie. Ces nouvelles directives ont quasiment triplé le nombre d'Américains - 13 millions à 36 millions - contraints de prendre des statines. Parmi eux, 23 millions n'avaient pas de maladie cardiaque.

Les consultations sont données sans encourager les patients à produire les efforts d'hygiène de vie (diététique, activité physique...) tout se concentre sur les bienfaits de la médicamentation, ce qui revient à augmenter les risques. 90 % des essais cliniques sont financés par l'industrie. L'on a démontré qu'il y 5 fois plus de réussite de reconnaitre l'efficacité d'un médicament lorsqu'un essai est financé par le secteur privé plutôt qu'en secteur public. Les firmes conçoivent ces essais pour favoriser la vente de leurs médicaments, elles ont la main mise sur ces tests. Exactement comme le concentré originel du Coca Cola, une base obligatoirement utilisée par les sociétés affiliées pour produire ce soda partout dans le monde.

Selon John ABRAMSON, dans les années 1980, les professeurs d'université n'avaient aucun lien avec l'industrie pharmaceutique. Aujourd'hui, ce n'est plus le cas, en témoigne les multiples erreurs des articles universitaires dont les rédacteurs transpirent son influence corruptrice. « *Si l'on pouvait porter des lunettes de vérité, alors l'on verrait les professeurs d'université marcher dans les couloirs des hôpitaux habillés comme des pilotes de formule 1. Sur leur blouse blanche ne serait pas écrit Pennzoil – Mobil - BP, mais il y aurait imprimé Merck – Pfizer - Engen... parce qu'ils sont tous financés par l'industrie* ».

---

[181] ***L'Escroquerie des Statines***
http://phill443.unblog.fr/

Le Dr Jeremy GREENE, historien de la médecine à l'université d'Harvard, parle de communautés du cholestérol, qualifiées de mafias par les critiques. Elles sont vivement désireuses de faire passer un message très fort à la population américaine à plusieurs niveaux, celui des consommateurs, celui des patients et celui des prescripteurs. Faisant en sorte que les gens prennent conscience du problème en s'identifiant à leur taux de cholestérol.

David HEAL explique, puisque les anxiolytiques ayant été placés sur la touche dans les années 1980, l'industrie pharmaceutique a orchestré la mise en scène d'une nouvelle maladie, la dépression. Ce lobby, par le moyen d'une intense campagne de publicité, a fait croire que le déséquilibre de la sérotonine serait comblé par de nouveaux médicaments tout aussi utiles que des vitamines. La solution pour consolider un marché mondial supérieur à 80 milliards € l'an.

Edward SHORTER, historien de la médecine à l'université de Toronto, donne l'exemple du marketing de la dépression nerveuse. Dans les années 1960 - 1970, l'anxiété était un diagnostic très répandu. L'on y répondait avec les benzodiazépines - l'Hybriom - le Valium - de la classe des anxiolytiques. Les médecins généralistes étaient sollicités pour prescrire ce type de produit. Dans les années 1980, l'on a constaté le problème de l'accoutumance, d'où le blocage général. Peu après, la porte s'ouvrait à un autre type de produit - l'antidépresseur - les campagnes publicitaires encourageaient le public à les utiliser.

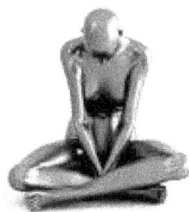

Jerome WAKEFIELD, enseignant à l'école de médecine, université de New York, explique que le nombre et la nature des symptômes de la dépression sont interprétés arbitrairement pour rapidement considérer cette affection comme maladie mentale nécessitant obligatoirement la prise d'un médicament. Pour satisfaire de nouveau besoin, un autre modèle de diagnostic a été établi pour y inclure la dépression. Une affection due essentiellement au manque de sérotonine, un fait manipulé en argument de vente en faveur de nouveaux médicaments ayant capacité à la recapturer. Cependant, dans les années 1990, ces spécialités de recapture de la sérotonine n'étaient plus couvertes par les droits de brevet, l'industrie se trouvait donc dans l'impasse.

Même les enfants sont une cible de choix. Le 25 février 2009, le gouvernement américain a déposé une plainte contre le laboratoire Forest qui a mis en vente des antidépresseurs pour enfants contre l'avis de l'autorité régulatrice (FDA). Cette firme a soudoyé des médecins (voyages, soirées luxueuses, argent en liquide) pour qu'ils prescrivent le Celexa et le Lexapro à usage pédiatrique. Une étude a démontré l'inutilité thérapeutique et les effets suicidaires de ces produits.

Au lieu de produire l'effort de rechercher d'autres molécules naturelles dans la canopée, les firmes entreprennent une campagne d'information auprès des praticiens de santé pour les orienter vers une nouvelle affection, la bipolarité. Exactement comme ce fut le cas vingt années plus tôt, quand elles sont parvenues à convaincre les patients anxieux de leur état dépressif à un stade avancé. Une fois de plus, la désignation de l'affection a été modifiée, ce n'est plus une maniaco dépression, c'est devenu un trouble bipolaire. Pour élargir le champ des malades potentiels, l'on a modifié l'échelle d'appréciation de diagnostic en abandonnant l'échelon unique désignant la maniaco dépression pour le remplacer par une échelle à cinq niveaux différents de gravité ; évaluables à l'aide d'un carnet de mesure journalière de l'humeur, renseigné par le client lui-même. En utilisant une fois de plus des publicités déguisées en information médicale, il était possible de toucher une majorité de gens se reconnaissant dans la mise en scène des variations d'humeur communes à tous les individus soumis au stress de la vie moderne.

LES NOUVELLES MALADIES S'EXPORTENT SUR LES AUTRES CONTINENTS

À la conquête de tous les pays développés. Parlant d'une campagne sur les antidépresseurs au Japon, l'anthropologue du marketing à l'université du Wisconsin, Kalman APPLBAUM, explique qu'il s'agissait d'un méga projet. Le but n'était pas de faire changer les esprits du public japonais par rapport à un produit, mais de modifier l'environnement dans lequel l'on voulait placer le produit. La dépression est une maladie rare et peu diagnostiquée au Japon, il s'agissait d'inverser la tendance. Pour y parvenir, le trust a réussi un plan de lobby très moralisateur directement auprès du gouvernement japonais. Il s'agissait de lui démontrer par de faux raisonnements que les patients n'étaient pas bien traités. Ensuite, ils ont mis au point une opération médiatique pour déculpabiliser le public japonais confronté à un état de tristesse considéré pour chaque Japonais comme un embarras à pouvoir consulter normalement un docteur. Le but était de normaliser cette pseudo maladie mentale. À cette fin, des interviews de vedettes Tv, des articles de presse, ont été utilisés pour familiariser le grand public avec l'idée que la dépression pouvait affecter tout un chacun. Ils ont même marketé une nouvelle définition, la baptisant « *Rhume du cœur ou Rhume de l'âme* ».

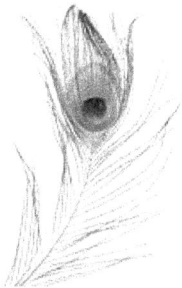

Kalman APPLBAUM précise que chaque publicité médicale diffusée dans le monde est conçue de telle manière que l'individu lambda puisse s'approprier la plupart des symptômes décrits à l'écran pour une forme de maladie donnée. De sorte qu'il puisse se sentir directement concerné par la présentation de cette pathologie. Pour s'assurer d'un plein succès, en amont de chaque opération de marketing, le même effort de conditionnement est en entrepris par les firmes, cette fois plus subtilement auprès du corps médical pour qu'il se prête à prescrire facilement le médicament correspondant.

Soulignant la notion de « *Rhume du cœur ou de l'âme* » le professeur de marketing Reinhard ANGELMAR précise que cette terminologie rend ce terme plus courant, lui enlève toute notion de gravité, de folie. Sachant que les Japonais sont de grands consommateurs d'antibiotiques, c'est ainsi que « *rhume* » entre en consonance avec l'idée de rapide guérison par la prise d'un simple médicament à la portée de tous. Les termes « *âme et cœur* » résonnent tout aussi bien, cette fois avec les éléments de la culture de ce pays pour tout ce qu'englobe cette terminologie. Ainsi, l'association des deux mots crée un concept qui situe la dépression à un niveau de problème mineur que le généraliste peut désormais traiter. Cela d'autant plus aisément que le gouvernement l'a finalement reconnu comme un problème qu'il fallait résoudre pour ne pas contrecarrer la productivité des travailleurs. La notoriété du traitement antidépresseur a été grandie, anoblie, lorsque la Cour royale japonaise a reconnu que la princesse souffrait de dépression et qu'elle était soignée spécialement pour cela.

La POLY PILULE. C'est l'événement le plus marquant cité par le British Medical Journal en 2003. L'article le plus saillant que le BMJ n'avait jamais publié et ne publiera jamais plus. Pour le Dr Jeremy GREENE, également professeur de pharmaco économie à l'université de Harvard cette annonce est surprenante lorsque l'on sait que la poly pilule est totalement théorique.

L'auteur de l'article du BMJ disait que l'on pouvait se passer des divers tests médicaux traditionnels pour mesurer l'hypertension ou le cholestérol, le diabète... Si toute la population, au-delà d'un certain âge, utilisait un seul remède pour soigner toutes ces maladies à la fois. La poly pilule dans sa forme théorique contenait un diurétique, un bêta bloquant, (maladies coronariennes, hypertension) un inhibiteur de l'ECA (problèmes cardiaques) de l'acide folique (vitamine B9) et de l'aspirine. L'idée était de composer une nouvelle spécialité offrant le plus de bénéfice, le moins d'effets secondaires pour un tout le plus équilibré possible. L'on pourrait ainsi réduire les maladies cardio-vasculaires de 88 % en prescrivant ce produit à toute la population de plus de 50 ans. Alors que cela semblait une perspective assez loufoque, la poly pilule a généré spontanément un grand enthousiasme. Aussitôt, des centaines de gens ont écrit sur le site web du journal pour dire que si une telle pilule existait, il la prendrait immédiatement. Tandis que d'autres interrogeaient le site en disant : « *pourquoi seulement une poly pilule, pourquoi pas une pour les hommes qui contiendrait un médicament contre le cancer de la* **prostate** *et une poly pilule pour les femmes avec du tamoxifène pour réduire les risques du cancer du sein* ».[182]

Le professeur Philippe EVEN conclut : « *Eh bien, avec un tel produit vous vous embarqueriez pendant au moins 30 ans, pour la durée de l'existence qui vous reste à vivre, avec une prise unique par jour pour prévenir des maladies que l'on a pour l'une ou l'autre une chance sur cent de subir* ». Ce qui démontre à quel niveau de conditionnement psychologique ont été réduites les populations des pays occidentaux sous l'effet de la propagande multi étagée organisée par le puissant lobby de l'industrie pharmaceutique.

Reinhard ANGELMAR, professeur de marketing à l'Institut Européen d'Administration des Affaires (INSEAD), cite le cas de Bob DOLE candidat à l'élection présidentielle, acteur d'un spot Tv pour une thérapie contre les dysfonctions érectiles. Un politique qui en ayant besoin d'argent pour rembourser sa campagne contre CLINTON est devenu le porte-parole du Viagra. À cause de la stigmatisation provoquée par le problème de l'érection, il fallait utiliser un personnage public très respecté ayant le courage d'en parler ouvertement, un ancien combattant, très conservateur.

---

[182] **Cancer de la prostate, surtout ne rien faire**
http://www.sylviesimonrevelations.com/article-cancer-de-la-prostate-surtout-ne-rien-faire-103234951.html

Il n'était pas envisageable de présenter une vedette de cinéma ou du rock ou encore un hippie pour produire l'impact nécessaire à pénétrer le marché de l'Amérique moyenne et d'en convaincre les acheteurs potentiels. Bien d'autres scénarios de film publicitaire ont été élaborés et diffusés partout dans le monde pour toucher la corde sensible parmi toutes les classes de la population masculine de pays développés. Notamment avec le Sialis, un concurrent du viagra, en prescription quotidienne. Aujourd'hui, l'on pousse même les adolescents à croire qu'en cas du moindre problème érectile, il est nécessaire de consulter et d'utiliser un produit adéquat.

Parlant de la perspective envisagée avec la poly pilule et autres entourloupes, David HEAL a déclaré « *Mais que ce passe-t-il ! La médecine est devenue folle, elle a perdu tout sens de ce qui est un risque raisonnable, il faut se souvenir de la phrase du médecin français PINNEL sur l'art de la médecine : C'est bien de savoir donner un médicament pour traiter une maladie, mais c'est un art plus grand encore de savoir quand il ne faut pas traiter et cet art nous l'avons perdu, parce qu'on ne peut pas dire non au marché* ». Il poursuit « *puisque tous les essais cliniques sont sous le contrôle des dirigeants de cette industrie, même les médecins très attachés à la démonstration de la preuve scientifique, désireux de rester indépendants du système, ne peuvent pas échapper complètement à leur influence* ».

L'on peut facilement imaginer toutes les conséquences pour la santé publique si l'on utilisait les produits et les soins alternatifs non destructifs

Dans ce cas, les ventes de produits chimiques, incluant la grande majorité des médicaments, la totalité des vaccins et des traitements phytosanitaires, s'écrouleraient. Le boycott de ces poisons remettrait en cause les fabuleux profits réalisés par l'ensemble des firmes pharmaco chimiques, lesquelles se placent parmi les 20 secteurs d'activité réalisant les plus gros bénéfices dans le monde.

Par exemple, les laboratoires Merck et Johnson & Johnson sont respectivement placés en 14ᵉ et 19ᵉ position de la plus grande profitabilité. Ce système se trouverait privé des fonds publics de sécurité sociale, l'on assisterait alors à une profonde restructuration de l'industrie pharmaceutique, des laboratoires, des hôpitaux, cliniques et des caisses d'assurance maladie, en résulterait un grand nombre de licenciements. Ce bouleversement conjointement à tous les effets de la crise économique majeure se transformerait en un phénomène de société décisif.

Bien évidemment, une telle action d'évidage de la malhonnêteté, de la corruption, n'intéresse ni la classe politique traditionnelle, ni les grands argentiers, ni les chiens de meute que sont les spéculateurs avides de profits immédiats. Des vautours à l'affût de la moindre occasion pour s'enrichir en dépouillant les petites proies dispersées au sein de l'économie réelle. Quant au cartel occulte opérant en courant de fond, à l'arrière-plan, il n'aura de cesse d'orchestrer ce système médical corrompu, jusqu'à ce qu'il atteigne son objectif machiavélique.

MÊME EN PLANIFIANT LA MORT À GRANDE ÉCHELLE, LE RÉSULTAT N'EST PAS ASSURÉ À CENT POUR CENT

La réussite d'un plan pandémique dépend de nombreux et divers facteurs climatiques, physiques, biologiques. La planification peut donc théoriquement remplir toutes les redoutables conditions requises pour éliminer un maximum d'individus, sans pour autant aboutir pleinement au résultat macabre escompté. Plutôt que de se livrer à une évaluation chiffrée de la mortalité réalisable par cet objectif funeste, il nous a semblé plus utile de vous expliquer le plan d'ensemble. C'était l'objet particulier de cet ouvrage explicitant clairement, objectivement, les moyens microbiologiques, de hautes technologies, de réseaux de corruption… mis en œuvre avant tout pour fragiliser de façon très sournoise l'immense majorité de la population mondiale. La vaccination classique dès l'enfance et la succession de campagnes de vaccination au cours de la vie sont le moyen préalable à une action pandémique, tout en procédant à la stérilisation de masse. La panoplie de médicaments, produits phytosanitaires, additifs chimiques de l'alimentation et le traitement du cancer organisé en mouroir compléteront ce dispositif. C'est pourquoi nous avons jugé utile de vous informer pleinement en développant ce sujet crucial en profondeur, le moyen très puissant insoupçonné d'éradication et de stérilisation de masse.

LES PRINCIPAUX POINTS CLÉS

> La genechimerisation – chapitre 3.

> Conséquences à dosage infinitésimal – de tous les toxiques – chapitre 4.

> Nocivité de tous les additifs de la composition vaccinale, isolément ou en

> Synergie – chapitre 4.

> L'idée reçue de l'innocuité de produits chimiques à faible dosage – Chapitre 4.

> Les bases animales laissent leur empreinte protéique – chapitre 5.

> L'ADN fractionné peut porter des gènes – chapitre 12.

> Les preuves rétrospectives d'essais du plan pandémique grippal – chapitre 21

CONCLUSION

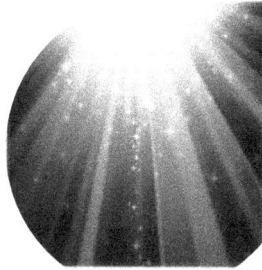

En moins d'un siècle, l'on peut observer l'effrayante montée en puissance d'un dérèglement général qui a conduit à un bouleversement sans précédent. Il se caractérise tant par la dévastation de toutes les composantes des cycles environnementaux, biologiques, que par l'effondrement des valeurs et principes humanistes. À la base de cette terrible dégradation, il y a un système de pensée lourdement lesté par le matérialisme, la corruption, l'avidité et la domination des semblables, l'absence de perspective sociétale.

Plus on s'applique à étudier tout ce qui se rapporte à l'univers de l'infiniment grand et à celui de l'infiniment petit plus on s'émerveille de son agencement, de sa parfaite harmonie. Le pullulement invisible, microscopique, apparemment insignifiant, des microorganismes est estimé à 5 millions de trillions de trillions, soit plus que l'évaluation du nombre total d'étoiles de l'univers. Force est de constater que ce milieu lilliputien, comme le monde macroscopique originel, reflète une remarquable symbiose entre les innombrables éléments qui le composent. Autre approche utile, l'on peut estimer que la masse de matière cellulaire bactérienne objet des dogmes microbiens est quasi égale à celle des plantes (flore), jusque-là considérée comme majoritaire sur la Terre. Sans la conjonction, complétude, de ces milieux, aucune forme durable de vie ne serait possible.

Quant à l'immense réservoir des eaux contenues dans les océans, les mers, les rivières, majoritaires sur l'incomparable planète Terre, il contient un nombre incommensurable de virus sous forme de particules biologiques particulièrement utiles au milieu. N'en déplaise aux membres rétrogrades du milieu médical, fervents adeptes du dogme pasteurien, ce sont les formes de vies les plus abondantes, indispensables et les plus harmonieuses parmi les écosystèmes aquatiques.

LIVRES DU MÊME AUTEUR

L'EMPRISE DU MONDIALISME

I - Crise majeure – Origine – Aboutissement - L'actuelle véritable gouvernance mondiale, décrite dans cet ouvrage, opère depuis des décennies en coulisse, à l'arrière-plan, des États-nation.

II - Initiation & Sociétés secrètes - Quel avenir cette élite d'initiés réserve-t-elle à l'humanité ?

III - Le Secret des Hautes Technologies - Les moyens de haute technologie des superpuissances ont-ils capacité à manipuler, bouleverser, le climat, produisant des inondations, sécheresses, ouragans, tsunamis, tremblements de terre… ?

Ouvrages publiés chez **Omnia Veritas Ltd**

www.omnia-veritas.com

*⊘*MNIA VERITAS

Suivre l'évolution de la crise majeure sur notre site

www.crisemajeure.jimdo.com

www.ingramcontent.com/pod-product-compliance
Lightning Source LLC
Chambersburg PA
CBHW070233200326
41518CB00010B/1548